中国医学临床百家

卢 海／著

儿童玻璃体视网膜病
卢海 2019 观点

U0333352

科学技术文献出版社
SCIENTIFIC AND TECHNICAL DOCUMENTATION PRESS

·北京·

图书在版编目（CIP）数据

儿童玻璃体视网膜病卢海2019观点 / 卢海著. —北京：科学技术文献出版社，2018.10（2019.3重印）

ISBN 978-7-5189-4804-8

Ⅰ.①儿…　Ⅱ.①卢…　Ⅲ.①小儿疾病—玻璃体疾病—视网膜疾病—诊疗　Ⅳ.① R774.1

中国版本图书馆 CIP 数据核字（2018）第 214688 号

儿童玻璃体视网膜病卢海2019观点

策划编辑：蔡　霞　　责任编辑：蔡　霞　　责任校对：张吲哚　　责任出版：张志平

出　版　者	科学技术文献出版社	
地　　　址	北京市复兴路15号　　邮编　100038	
编　务　部	（010）58882938，58882087（传真）	
发　行　部	（010）58882868，58882870（传真）	
邮　购　部	（010）58882873	
官 方 网 址	www.stdp.com.cn	
发　行　者	科学技术文献出版社发行　全国各地新华书店经销	
印　刷　者	北京虎彩文化传播有限公司	
版　　　次	2018 年 10 月第 1 版　2019 年 3 月第 3 次印刷	
开　　　本	710×1000　1/16	
字　　　数	81千	
印　　　张	9.25　彩插6面	
书　　　号	ISBN 978-7-5189-4804-8	
定　　　价	98.00元	

序
Foreword

韩启德

　　欧洲文艺复兴后，以维萨利发表《人体构造》为标志，现代医学不断发展，特别是从19世纪末开始，随着科学技术成果大量应用于医学，现代医学发展日新月异，发生了根本性的变化。

　　在过去的一个世纪里，我国现代化进程加快，现代医学也急起直追。但由于启程晚，经济社会发展落后，在相当长的时期里，我国的现代医学远远落后于发达国家。记得20世纪50年代，我虽然生活在上海这个最发达的城市里，但是母亲做子宫切除术还要到全市最高级的医院才能完成；我患猩红热继发严重风湿性心包炎，只在最严重昏迷时用过一点青霉素。20世纪60—70年代，我从上海第一医学院毕业后到陕西农村基层工作，在很多时候还只能靠"一根针，一把草"治病。但是改革开放仅仅30多年，我国现代医学的发展水平已经接近发达国家。可以说，世界上所有先进的诊疗方法，中国的医生都能做，有的还做得更好。更为可喜的是，近年来我国医学界开始取得越来越多的原创性成果，在某些点上已经处于世界领先地位。中国医生已经不再盲从发达国家的疾病诊疗指南，而能根据我们自己的经验和发现，根据我国自己的实际情况制定临床标准和规范。我们越来越有自己的东西了。

要把我们"自己的东西"扩展开来，要获得越来越多"自己的东西"，就必须加强学术交流。我们一直非常重视与国外的学术交流，第一时间掌握国外学术动向，越来越多地参与国际学术会议，有了"自己的东西"也总是要在国外著名刊物去发表。但与此同时，我们更需要重视国内的学术交流，第一时间把自己的创新成果和可贵的经验传播给国内同行，不仅为加强学术互动，促进学术发展，更为学术成果的推广和应用，推动我国医学事业发展。

我国医学发展很不平衡，经济发达地区与落后地区之间差别巨大，先进医疗技术往往只有在大城市、大医院才能开展。在这种情况下，更需要采取有效方式，把现代医学的最新进展以及我国自己的研究成果和先进经验广泛传播开去。

基于以上考虑，科学技术文献出版社精心策划出版《中国医学临床百家》丛书。每本书涵盖一种或一类疾病，由该疾病领域领军专家撰写，重点介绍学术发展历史和最新研究进展，并提供具体临床实践指导。临床疾病上千种，丛书拟以每年百种以上规模持续出版，高时效性地整体展示我国临床研究和实践的最高水平，不能不说是一个重大和艰难的任务。

我浏览了丛书中已经完稿的几本书，感觉都写得很好，既全面阐述有关疾病的基本知识及其来龙去脉，又介绍疾病的最新进展，包括笔者本人及其团队的创新性观点和临床经验，学风严谨，内容深入浅出。相信每一本都保持这样质量的书定会受到医学界的欢迎，成为我国又一项成功的优秀出版工程。

《中国医学临床百家》丛书出版工程的启动，是我国现代医学百年进步的标志，也必将对我国临床医学发展起到积极的推动作用。衷心希望《中国医学临床百家》丛书的出版取得圆满成功！

是为序。

作者简介
Author introduction

卢海，主任医师，教授，首都医科大学附属北京同仁医院眼科副主任，中央保健一级专家。

现任中华医学会眼科学分会眼外伤学组副组长、北京医学会眼科学分会常委、中国眼微循环学会常委。《中华眼科杂志》《中华眼底病杂志》《中华实验眼科杂志》《中华糖尿病杂志》《眼科》《中华眼外伤职业眼病杂志》《武警医学》等担任编委。

在国内率先开展了白内障超声乳化及玻璃体联合手术，擅长复杂玻璃体视网膜疾病的联合手术治疗及儿童玻璃体视网膜手术，具有丰富的眼外伤诊断和救治经验。连续11年坚守在除夕夜主持首都医科大学附属北京同仁医院眼科急诊，参与烟花爆竹伤救治工作，被中央电视台、北京卫视、健康报、中国青年报、北京晚报、新浪网、中青网等多家媒体报道。

积极承担各类扶贫防盲等医疗公益活动，完成了大量的免费白内障复明手术。2004年带队参加"健康快车"光明行活动，完成1000例免费白内障复明手术。自2001年来，每年赴内蒙古自治区施行免费白内障复明扶贫手术。2011年4月，带领北京同仁医院医疗队远赴非洲赞比亚，实施中非友好光明行活动，受到我国领导人及赞比亚总统的亲切接见，时任赞比亚总统的班达亲自签署感谢状。1999年获赛克勒中国医师年度奖。2008年北京奥运会及残奥会期间，带领北京同仁医院眼科奥运医疗保障团队，参加奥运村综合诊所医疗工作，期间担任眼科主任，因组织有力，工作成绩突出，获北京奥组委颁发的"优秀志愿者"称号。2012年荣获"北京市优秀中青年医师"称号，2014年、2015年荣获"首都健康卫士"称号，2014年荣获首都劳动奖章，2017年荣获"首都十大健康卫士"称号，2018年获中华眼科学会奖，2015年5月率队赴安提瓜和巴布达与牙买加两国，执行加勒比光明行医疗任务。

多次参与国家卫生健康委员会及中国医师协会、中华医学会组织实施的各类临床路径、诊疗常规、医院等级评审标准的制定工作。现为北京市专科医师培训基地评审专家。

前 言
Preface

儿童眼球尚处于生长发育阶段，不仅眼球的组织结构尚未完善和成熟，而且视功能的发育也是一个逐渐完善的过程，因此，儿童眼病，尤其是儿童眼底病有着与成人不同的临床发病特点。小儿眼底病虽然在眼科临床工作中占据的比例相对较小，但却是一个相当复杂和庞大的疾病体系，绝不能将其简单看作是成人眼底病的微缩版。儿童眼底病的诊疗在中国开展的时间尚短，普及程度尚低，开展此项工作也需要诸多条件。

首先，在充分建立了常规眼科学理论体系的基础上，掌握儿童眼球的解剖学、组织学、胚胎学理论，是涉足儿童眼底病的基本理论前提。人眼是一个光学体系，儿童出生后的视功能要经过一个逐渐形成和完善的过程，这其中眼光学体系的发育状况会直接关系到儿童视功能的发育。现代视光学理论体系的建立是儿童眼底病治疗链条中重要的一环。

其次，具备更加扎实的眼科临床技能。眼底病患儿常令诸多眼科医生望而却步，原因之一在于儿童患者难以配合主客观检查，病史采集亦缺乏可靠性。常规的眼科检查，包括病史采集、视功能评估、裂隙灯检查、眼底镜检查、眼压检查等，都难以顺利实施。而常规应用眼科各类设备检查则更是困难，常需要使用镇静药物，甚至全麻。因此，从事小儿眼底病的医生需要具备更全面的医学临床知识和技能，同时还要掌握相关学科的必要知识，尤其是必要的儿科知识，例如，一名早产儿视网膜病变患者在什么情况下开展筛查和治疗是安全的，以及相关的麻醉和治疗后的全身复苏要点等临床知识和技能。

再次，建立小儿医疗团队。小儿眼底病的诊治相对比较复杂，涉及的检查评估、手术治疗、术后康复、眼视光学评估及弱视训练等并非一人能够全部承担。因此，建立一个结构合理、分工协作的高效诊疗团队是开展儿童眼底病的必要保障。诊疗团队中既要有领衔的知名专家，也要有各级医生及诊疗人员，甚至需要有儿科及麻醉医生。初期团队工作的开展可以先从筛查工作起步，手术也应先从条件较好、难度较小的病例开始，然后逐渐拓宽手术适应证。

最后，具备设计师的思维、精湛的手术技巧和成熟稳健的心理素质。对于儿童眼底病，手术指征的明确、手术方案的确定及临时调整，需根据反复多次乃至不同环境下的主客观检查并结合病史和发病特点综合考虑，反复推敲。手术方案要反复斟酌、精心设计，如同对待一件艺术品，例如，永存原始玻璃体增生症合并晶状体混浊的患者晶状体手术与否及手术方式需要在自然瞳孔和散瞳状态下分别检查，仔细明确晶状体混浊的形态、程度，以及混浊与瞳孔的相对位置，结合发病年龄等多种因素综合决定。原则上应尽量保留患者自身的晶状体、调节力，保持双眼对称的屈光状态，以利于双眼视力平衡和双眼视觉建立。手术中任何一个小的动作和细节都要格外用心。

儿童玻璃体视网膜手术绝不是简单的成人玻璃体视网膜手术的微缩版，它比成人玻璃体手术需要更加精良的手术技术，尤其是现代微创玻璃体手术技术。微创玻璃体手术技术由于损伤小、术后患儿不适感轻微、视功能恢复快等特点，在儿童玻璃体视网膜疾病的治疗中有着不可替代的位置。与成人眼底病手术相比，儿童眼底病手术有以下两点不同：多数需全身麻醉下手术；对于二次或多次手术耐受性差。这些特点决定患儿眼底病手术医生需具备更为缜密的思维，全力做到手术前用心思考甚至模拟术中的各个环节，尽量减少无效操作，合理有序安排手术步骤，同时最大限度地解决疾病关键问题并尽量规避手术并发症。儿童玻璃体视网膜手术中出现一个不应该的医源性裂孔有可能会使患儿保眼球的机会彻底丧失，一旦术中并发症不可避免，也要冷静沉着，静下心来，仔细分析原因及对策，争取一个好的结果，并做好家长的工作，获得理解和进一步诊疗活动的配合。

本书针对目前儿童眼底病临床较常见和重要的几类疾病进行较深入的分析和探讨，旨在为有志于开展小儿眼底病诊疗的同道们提供一些参考。感谢北京同仁医院眼科马建民教授和小儿眼底病团队的医生们。他们作为每个章节的编者，整合了团队多年来的临床经验和思考，同时也查阅了大量的文献。针对某些可能存在争议的内容，大家还一起进行了讨论。本书面世后可能会有些不同的观点，欢迎大家各抒己见并批评指正！我们愿与眼科同道们共同学习探讨，共同进步，更好地造福于广大患儿。

卢海

目 录
Contents

早产儿视网膜病变

1. 只有早产儿会得早产儿视网膜病变吗

最早在 1942 年 Terry 报道了在出生后 4 ～ 6 个月视力低下、瞳孔区发白的早产儿眼中晶状体后有纤维增殖膜，称为晶状体后纤维增生症（retrolental fibroplasia，RLF）。后来研究表明，本病与早产、低出生体重及吸高浓度氧气有密切关系，是由于早产儿视网膜血管尚未发育完全，产生视网膜新生血管及纤维组织增生所致。晶状体后纤维增生症是严重早产儿视网膜病变的晚期瘢痕改变，1984 年世界眼科学会正式定名为早产儿视网膜病变（retinopathy of prematurity，ROP），1987 年对其内容进行了进一步补充。该病虽然名称为早产儿视网膜病变，但实际含义为"未成熟儿"的视网膜病变。所以，该病多发生于低体重早产儿或未成熟儿，偶见于足月低体重或极低体重儿，全身状况"未成熟"也会患该病。

2. 早产儿视网膜病变的高危人群

随着医疗技术的发展，越来越多的早产儿和足月低体重儿得以存活，早产儿视网膜病变的发病率也呈上升趋势。出生孕周小、出生体重轻是发生 ROP 的最主要的危险因素，而早产儿视网膜未发育成熟为 ROP 发生的关键因素。正常胎儿约在胎龄 32 周时视网膜血管可达鼻侧锯齿缘，此时在颞侧锯齿缘附近仍为无血管区，要到胎龄 40 周左右才发育完全。正在发育的视网膜血管前端尚未分化为毛细血管，这些血管对氧浓度非常敏感，极易在无血管区发生缺血性视网膜病变。EXPRESS 研究表明，在极早产新生儿中，胎龄儿的体重不是发生 ROP 的独立危险因素，是反映孕周的指标。但是若有宫内生长受限，小于胎龄儿的低体重就会增加 ROP 发生的风险。

20 世纪 50 年代，在密闭的早产儿暖箱中高浓度供氧提高早产儿生存率的同时也带来 ROP 发生的第一次爆发。在眼科医生的强烈呼吁下，美国政府强行严格限制早产儿氧气的使用，使得 ROP 发生率大幅度下降近 25 年，但是却因为早产儿呼吸窘迫综合征导致死亡率和脑瘫等其他并发症的发病率上升。空气中的含氧量高于宫内，吸入 100% 纯氧甚至可以导致足月儿发生 ROP。在吸氧浓度这个问题上，SUPPORT 研究发现低浓度氧气吸入组新生儿死亡率略高于高浓度氧气吸入组，但 ROP 的发生率明显低于高浓度氧气吸入组。然而，新生儿科医生认为在低浓度氧气吸入降低 ROP 发生率的同时，也增加了呼吸窘迫综合征、脑瘫甚至死亡的风险。这也是眼科医生和新生儿科医生需要共同权衡的问题。

ROP 发生的其他危险因素还包括贫血、缺血缺氧性脑病、胎盘早剥、新生儿期真菌感染、菌血症、低浓度 IGF-1 及其结合蛋白 IGFBP3、高血糖和胰岛素使用、出生后体重增加程度、应激和炎症等。近年来，有越来越多的研究指出 ROP 可能具有一定的遗传易感性，如性别、种族、基因多态性、基因突变等和 ROP 的发生有相关性，这些因素和 ROP 发生发展之间的关系还有待进一步的研究。

3. 正确筛查早产儿视网膜病变

目前许多国家根据早产儿的救治能力及早产儿视网膜病变的发病特征制订了符合各国国情的 ROP 筛查指南。中国的 ROP 发生特点较发达国家不同，由于极早产和极低体重儿存活率较低，中国的 ROP 患儿较发达国家胎龄和体重更大；由于基层医院对该病的认识不够，中国的 ROP 发病率也较发达国家更高。北京 ROP 流行病学调查组的研究发现，若直接套用发达国家的筛查标准，将有许多需要治疗的早产儿被漏诊。理想的筛查标准应包括尽可能少的筛查对象，又不漏诊需要治疗的 ROP。根据中国 ROP 的疾病发生特点，2004 年，中华医学会颁布了《早产儿治疗用氧和视网膜病变防治指南》。在指南颁布 10 年后，随着早产儿氧疗的规范化应用及 ROP 筛查的推广，早产儿氧疗方式及目标值、呼吸支持、肺表面活性物质应用等方面有了新进展。在 2013 年，中国医师协会新生儿科医师分会修订了《早产儿治疗用氧和视网膜病变防治指南》。在 2014 年，中华医学会眼科学分会眼底病学组也修订了新的《早产儿视网膜病变筛查指南》。

（1）初次筛查的标准

有效的筛查既要及时检测出早期 ROP，又要减少不必要的检查次数。根据 2014 年中华医学会眼科学分会眼底病学组修订的《早产儿视网膜病变筛查指南》，对出生体重＜ 2000g，或出生孕周＜ 32 周的早产儿和低体重儿进行眼底病变筛查；对患有严重疾病或有明确较长时间吸氧史，儿科医生认为比较高危的患者可适当扩大筛查范围。首次检查时间应在生后 4 ～ 6 周，或矫正胎龄 31 ～ 32 周。根据中国医师协会新生儿科医师分会在 2013 年修订的《早产儿治疗用氧和视网膜病变防治指南》，考虑到胎龄因素、大于胎龄早产儿容易导致漏筛的情况，建议对出生体重＜ 2000g，或出生孕周≤ 32 周的新生儿进行筛查，首次筛查时间也应当按出生胎龄不同而有所区别，如果患儿病情危重且存在长期高体积分数氧吸入，初次检查时间还可适当提前。

（2）检查方法

检查前充分散大瞳孔，检查时用表面麻醉滴眼液行眼球表面麻醉，然后用小儿开睑器或小儿眼睑拉钩开睑，使用双目间接眼底镜和屈光度 20～30D 的透镜进行眼底检查，也可使用广域视网膜成像系统进行筛查，必要时可结合巩膜压迫法进行检查。检查过程最好在护理人员、新生儿科医生、眼科医生的共同协作下完成，有条件的机构或早产儿全身状况不稳定患儿应同时监测生命体征。为减少误吸乳汁导致呛咳窒息，在眼底检查前 30 分钟～1 小时应当禁奶、禁水，但要防止低血糖的发生。

（3）随访间隔

① Ⅰ区无 ROP，1 期或 2 期病变每周检查 1 次；② Ⅰ区退行ROP，1～2 周检查 1 次；③ Ⅱ区 2 期或 3 期病变，每周检查 1 次；④ Ⅱ区 1 期病变，1～2 周检查 1 次；⑤ Ⅱ区 1 期或无 ROP，或Ⅲ区 1 期、2 期病变，2～3 周复查。

（4）终止检查的条件

满足以下条件之一即可终止随诊：①视网膜血管化，即鼻侧已达锯齿缘，颞侧距锯齿缘 1 个视盘直径；②矫正胎龄 45 周，无阈值前病变或阈值病变，视网膜血管已发育到Ⅲ区；③视网膜病变处于退行期。

4. 早产儿视网膜病变筛查后的分期治疗

要想知道检查出的早产儿视网膜病变是否需要治疗，必须先明确病变的分区分期。根据 2005 年修订后的国际分类标准（International Classification of Retinopathy of Prematurity，ICROP）和 ROP 早期治疗研究（Early Treatment for Retinopathy of Prematurity，ETROP）的分型标准，早产儿视网膜病变分为急性活动期和退行期。急性活动期以区域定位，按时钟钟点记录病变范围，根据病变轻重程度分期。

（1）分区

按区域定位，以时钟钟点记录病变范围，将视网膜分为3区（图1）。Ⅰ区：以视盘为中心，以视盘到黄斑中心凹距离的2倍为半径的圆内区域，在该区发生的ROP最严重。Ⅱ区：以视盘为中心，以视盘至鼻侧锯齿缘距离为半径，Ⅰ区以外的环状区域。Ⅲ区：Ⅱ区以外的颞侧半月形区域，该区是ROP最高发的区域。

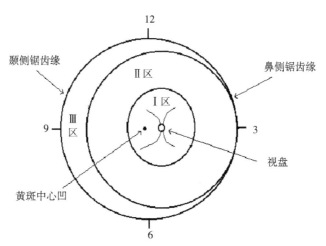

图1 早产儿视网膜病变右眼眼底分区示意

（2）分期

根据病变程度分为5期。

1 期：视网膜后极部有血管区与周边无血管区之间出现一条白色平坦的细分界线。

2 期：白色分界线进一步变宽且增高，形成高于视网膜表面的嵴形隆起。

3 期：嵴形隆起愈加显著，并呈粉红色，说明新生血管不仅长入嵴内且发展到嵴上。

4 期：部分视网膜脱离，视网膜脱离多属牵拉性，但也有渗出性，可分为 4A 期与 4B 期。4A 期为周边视网膜脱离未累及黄斑，4B 期为视网膜脱离累及黄斑。

5 期：视网膜全脱离，常呈漏斗型，可分为宽漏斗、窄漏斗、前宽后窄、前窄后宽 4 种。此期有广泛结缔组织增生和机化膜形成，导致 RLF。如果筛查发现视网膜血管未成熟，但并未出现 ROP 的体征，甚至连分界线都尚未出现，此种情况称为未成熟儿视网膜（immature retina）。

（3）特殊病变

1）附加病变（plus disease）

后极部视网膜至少两个象限血管出现扩张、迂曲，或前部虹膜血管高度扩张、充血，难以散大。存在附加病变时用"＋"表示。附加病变是 ROP 活动期指征，一旦出现常意味着预后不良。

2）前附加病变（pre-plus disease）

后极部血管的异常并没有像附加病变那样充分，但是与正常眼底相比，确实存在明显的动脉迂曲和静脉扩张。前附加病变虽然不是明确的治疗指征，但随着时间推移，这些血管有可能进一步扩张和更加迂曲，进展为附加病变。

3）阈值病变（threshold ROP）

位于Ⅰ区或Ⅱ区3期病变，新生血管连续占据5个时钟范围，或病变虽不连续，但累计达8个时钟范围，同时伴附加病变。此期是早期治疗的关键时期。

4）阈值前病变（pre-threshold ROP）

存在明显的早产儿视网膜病变但尚未达到阈值病变的严重程度，可分为1型阈值前病变和2型阈值前病变两种情况。1型阈值前病变，包括Ⅰ区任何病变伴附加病变、Ⅰ区不伴有附加病变的3期病变、Ⅱ区2期+或3期+病变；2型阈值前病变，包括Ⅰ区不伴有附加病变的1期或2期病变、Ⅱ区不伴附加病变的3期病变。

5）急进性后部型早产儿视网膜病变（aggressive posterior ROP，AP-ROP）

严重的附加病变曾被称为急进型病变（rush disease），为极低出生体重早产儿急性极重型视网膜病变。AP-ROP的特征性表现包括位于后极部、有显著的附加病变、无嵴样改变，但有显著周边血管短路，并可伴有大片扁平新生血管区，视网膜病变边界不清。AP-ROP一般位于Ⅰ区，但有可能发生在Ⅱ区的后部，常累及4个象限。后极部血管的扩张和迂曲显著，但与周边视网膜病变程度不成比例，此类病变进展极快，可不按常规病变发展规律，直接发展至视网膜脱离。

早期治疗的指征是阈值病变和 1 型阈值前病变，应尽可能在发现上述病变 72 小时内接受治疗。若无治疗条件要迅速转诊，若未能及时干预，病变发展至 4 期或 5 期，则治疗相对棘手且预后不良。

5. 早产儿视网膜病变的治疗方法

多数早产儿视网膜病变发展到某一阶段就自行消退不再发展，仅约 10% 的病例发生视网膜全脱离。对阈值病变或阈值前病变 1 型患儿需尽快进行激光光凝或冷凝治疗，对 4 期和 5 期病变可行巩膜扣带术或玻璃体视网膜手术治疗，近年来还开展了抗血管内皮生长因子（VEGF）治疗。

冷凝治疗是最早的 ROP 治疗方法。CRYO-ROP 小组的多中心研究表明，对阈值 ROP 进行视网膜周边无血管区的连续冷凝治疗，可使 50% 的病例免于发展到黄斑部皱襞、后极部视网膜脱离、晶状体后纤维增生等严重影响视力的结局。但是冷凝治疗有发生皮肤损伤、球结膜水肿、玻璃体积血、视网膜中央动脉阻塞、视网膜出血、周边冷凝斑或瘢痕引起后极部血管弓变直、黄斑异位、继发性黄斑前膜等并发症的可能。随着激光光凝技术的发展，冷凝治疗已逐渐被淘汰，目前主要用于无激光光凝设备的医疗机构或屈光间质混浊无法进行激光光凝的患儿。

随着双目间接检眼镜输出激光装置的问世，激光光凝治疗早期 ROP 取得良好效果。与冷凝治疗相比，激光光凝治疗更方便，患儿易耐受，并发症少，远期效果好。对阈值病变和 1 型阈值前病变首选激光光凝治疗，治疗可以在局麻或全麻下进行。由于二极管 810nm 激光属红光或红外光，穿透性强，不易被屈光间质吸收，并发症少，可作为首选激光。由于冷凝治疗或激光光凝治疗部位在周边部视网膜，因此不可避免地要影响到视野。

如果阈值病变和 1 型阈值前病变没有得到控制，发展至 4 期或尚能看清眼底的宽漏斗 5 期 ROP，且玻璃体牵拉较轻者可采用巩膜扣带术治疗，目的是解除视网膜牵拉，促进视网膜下液吸收，阻止病变进展。环扎带可引起眼球变形，导致轴性近视、散光、斜视，术后解剖复位率较低，且并不能充分解除玻璃体牵拉，预后视力不甚满意，也有学者认为部分患儿不做该手术仍可自愈。随着保留晶状体的玻璃体手术越来越成熟，巩膜环扎术治疗 ROP 已逐渐减少，仅偶尔使用巩膜局部外加压术。

巩膜环扎术失败及 5 期患者，可尝试行玻璃体视网膜手术。手术并发症主要有医源性视网膜裂孔、眼内炎、玻璃体积血、白内障形成甚至眼球萎缩。虽然术后视网膜可以部分或完全复位，但患儿最终视功能的恢复极其有限，很少能恢复到有用视力，有的甚至无光感。再加上该手术相对复杂，手术风险较大，属于"出力不讨好"的手术。所以，早期发现并及时治疗 ROP，避免其发展为 4 期和 5 期病变非常关键。

抗 VEGF 治疗 ROP 是近年来的热点和争议焦点，我们将在下一部分进行详细叙述。

6. 抗血管内皮生长因子药物在早产儿视网膜病变中的应用

目前认为 ROP 的病理生理过程主要分为两个阶段。第一阶段为血管闭塞期，胎儿在子宫内的动脉氧分压约为 3.2kPa，相当于动脉氧饱和度约 70%，这种生理性低氧是胎儿的正常状态，视网膜血管在此环境中可正常发育。在新生儿出生后至胎龄 30 周左右，由于相对的高氧环境及缺少母体提供的血管发育刺激因子，导致视网膜血管化被抑制，此时视网膜的发育和代谢需要增加，但血管发育已停止，造成了视网膜相对缺氧状态。第二阶段，视网膜相对缺氧状态刺激血管内皮生长因子（vascular endothelial growth factor，VEGF），红细胞生成素（erythropoietin，EPO），胰岛素样生长因子 -1（insulin-like growth factor-1，IGF-1）等氧调控的血管生成因子的表达增加，诱导视网膜产生新生血管。

根据上述理论基础，抗 VEGF 治疗的时机应当在 ROP 发病的第二阶段，即在新生血管增生期进行。玻璃体腔注射抗 VEGF 药物治疗 ROP 可以有效地抑制新生血管形成，并使已生成的新生血管退化，减轻视网膜血管的迂曲，促进视网膜下液的吸收。

最近 10 年抗 VEGF 药物在 ROP 治疗方面的报道越来越多，一开始多为病例报告或病例系列报告，2011 年发表在新英格兰医学杂志上的 BEAT-ROP 研究是第一个使用抗 VEGF 药物治疗

ROP 的多中心随机对照研究。研究发现对于Ⅰ区3期+的病变单纯玻璃体腔注射贝伐单抗治疗有明显优势，而且贝伐单抗治疗的优点在于治疗后视网膜周边血管可以继续发育，而激光光凝治疗则造成了周边视网膜不可逆的破坏。

目前中国使用的抗 VEGF 药物主要为雷珠单抗、康柏西普和贝伐单抗，但这些药物用于 ROP 的治疗仍旧是适应证外用药。雷珠单抗和贝伐单抗均为针对 VEGF 的人源化单克隆抗体，但是由于雷珠单抗比贝伐单抗少了一个 Fc 片段，其血浆暴露量更少，对 ROP 患儿相对更安全。康柏西普为重组融合蛋白，是全人源化氨基酸序列，可阻断 VEGF-A 所有亚型、VEGF-B 及胎盘生长因子，可完全穿透视网膜，具有多靶点、亲和力强、作用时间长等特点。目前这几种药物哪种对于 ROP 患儿更安全尚无定论，但根据近几年中国学者在国内外重要眼科杂志上发表的中国抗 VEGF 治疗 ROP 的研究结果来看，这几种药物对于 ROP 治疗均有效。

我们推荐的治疗指征为伴有附加病变的任何一期Ⅰ区病变、Ⅱ区2期+和Ⅱ区3期+。4B 期的 ROP 也可以在玻璃体视网膜手术的围手术期慎重使用，因为玻璃体腔注射抗 VEGF 药物可以使新生血管退化，减少玻璃体切除术中的出血，但是也可能会加重增殖，导致视网膜脱离的危险加大。注药药量一般采用成人用药的半量，即雷珠单抗 0.25mg（0.025ml）或康柏西普 0.25mg（0.025ml），由于贝伐单抗并没有批准用于眼科疾病，所以使用应当更为谨慎。也有文献报道使用贝伐单抗 0.625mg（0.025ml）或雷珠单抗 0.3mg（0.03ml）进行玻璃体腔注射。进针部位可以选择角膜缘后 0.5 ～ 1.5mm，具体可以根据患儿眼球大小决定。麻醉方式可以选择全身麻醉或表面麻醉，全身麻醉对于术者而言操作更便捷，但是有的早产儿全身状况差，无法耐受全身麻醉，可以在表面麻醉下进行玻璃体腔注药术。此种麻醉方法需要助手固定患儿头部，测量进针距离后谨慎进针。单纯抗 VEGF 治疗后仍存在无应答和再复发的风险，无应答的百分率在 6% ～ 10%，复发的百分率在 20% ～ 30%。对于单次抗 VEGF 治疗无应答或复发的情况，若病变位于 I 区，可考虑再试一次抗 VEGF 治疗；若病变位于 II 区，则不建议每月重复进行抗 VEGF 治疗，可考虑激光光凝补充治疗。

抗 VEGF 治疗降低眼部 VEGF 浓度的同时也降低了全身血循环的 VEGF 浓度。BEAT-ROP 研究发现贝伐单抗治疗组的死亡率高于激光光凝治疗组，也有研究提出玻璃体腔注射贝伐单抗治疗 ROP 后 12 个月内尚未发现全身及局部的不良反应，抗 VEGF 治疗后对于全身的影响需要进行进一步的评估。也有文献报道在对 ROP 患儿进行玻璃体腔注射雷珠单抗或贝伐单抗后，视网膜脱离加速。目前对新生血管抑制剂的分子量、半衰期、转移途径、有效期和并发症等要进行综合考虑，对于抗 VEGF 治疗的有效性和安全性需要进行长期的观察。

中国医学临床百家

参考文献

1. Terry T L.Retrolental Fibroplasia. J Pediatr，1946，29（6）：770-773.

2. The Committee for the Classification of Retinopathy of Prematurity.An international classification of retinopathy of prematurity. Arch Ophthalmol，1984，102（8）：1130-1134.

3. The International Committee for the Classification of the Late Stages of Retinopathy of Prematurity.An international classification of retinopathy of prematurity. II.The classification of retinal detachment. Arch Ophthalmol，1987，105（7）：906-912.

4. Lad E M，Hemandez-Boussard T，Morton J M，et al. Incidence of retinopathy of prematurity in the United States：1997 through 2005. Am J Ophthalmol，2009，148（3）：451-458.

5. Lad E M，Nguyen T C，Morton J M，et al. Retinopathy of prematurity in the United States.Br J Ophthalmol，2008，92（3）：320-325.

6. Gilbert C，Rahi J，Eckstein M，et al. Retinopathy of prematurity in middle-income countries.Lancet，1997，350（9070）：12-14.

7. Vinekar A，Dogra M R，Sangtam T，et al. Retinopathy of prematurity in Asian Indian babies weighing greater than 1250 grams at birth：ten year data from a tertiary care center in a developing country.Indian J Opthalmol，2007，55（5）：331-336.

8. Darlow B A，Hutchinson J L，Henderson-Smart D J，et al. Prenatal risk factors for severe retinopathy of prematurity among very preterm infants of the Australian and New Zealand Neonatal Network. Pediatrics，2005，114（5）：990-996.

9. EXPRESS group. Incidence of and risk factors for neonatal morbidity after active perinatal care: extremely preterm infants study in Sweden (EXPRESS) .Acta Paediatr, 2010, 99 (7): 978-992.

10. Compbell K. Intensive oxygen therapy as a possible course as a retrolentofibrosias: a clinical approach. Med Journal Aust, 1951, 2 (2): 48-50.

11. Bolton D P, Cross K W.Further observations on cost of preventing retrolental fibroplasia. Lancet, 1974, 1 (7855): 445-448.

12. SUPPORT Study Group of the Eunice Kennedy Shriver NICHD Neonatal Research Network. Target ranges of oxygen saturation in extremely preterm infants. N Engl J Med, 2010, 362 (21): 1959-1969.

13. Hellström A, Smith L E, Dammann O. Retinopathy of prematurity. Lancet, 2013, 382 (9902): 1445-1457.

14. Husain S M, Sinha A K, Bunce C, et al. Relationships between maternal ethnicity, gestational age, birth weight, weight gain, and severe retinopathy of prematurity. J Pediatr, 2013, 163 (1): 67-72.

15. Chen Y, Li X. Characteristics of severe retinopathy of prematurity patients in China: a repeat of the first epidemic?Br J Ophthalmol, 2006, 90 (3): 268-271.

16. 北京早产儿视网膜病变流行病学调查组 . 北京早产儿视网膜病变筛查和高危因素分析 . 中华眼底病杂志, 2008, 24 (1): 30-34.

17. 中华医学会 . 早产儿治疗用氧和视网膜病变防治指南 . 中华眼科杂志, 2005, 41 (4): 375-376.

18. 中国医师协会新生儿科医师分会 . 早产儿治疗用氧和视网膜病变防治指南

中国医学临床百家

（修订版）. 中华实用儿科临床杂志，2013，28（23）：1835.

19. 王雨生，李蓉. 重视我国早产儿视网膜病变的防治工作. 中华眼科杂志，2011，47（6）：483-486.

20. 中华医学会眼科学分会眼底病学组. 中国早产儿视网膜病变筛查指南（2014年）. 中华眼科杂志，2014，50（12）：933-935.

21. International Committee for the Classification of Retinopathy of Prematurity. The International classification of retinopathy of prematurity revisited. Arch Ophthalmol，2005，123（7）：991-999.

22. Early Treatment for Retinopathy of Prematurity Cooperative Group. Revised indications for the treatment of retinopathy of prematurity：results of the early treatment for retinopathy of prematurity randomized trial. Arch Opthalmol，2003，121（12）：1684-1694.

23. Fulton A B，Hansen R M，Moskowitz A，et al.The neurovascular retina in retinopathy of prematurity.ProgRetin Eye Res，2009，28（6）：452-482.

24. Cryotherapy for retinopathy of prematurity cooperative group.Multicenter trial of cryotherapy for retinopathy of prematurity：snellen visual acuity and structural outcome at $5^1/2$ years after randomization. Arch Ophthalmol，1996，114（4）：417-424.

25. Early Treatment for Retinopathy of Prematurity Cooperative Group. Revised indications for the treatment of retinopathy of prematurity：results of the early treatment for retinopathy of prematurity randomized trial. Arch Opthalmol，2003，121（12）：1684-1694.

26. 单海冬，赵培泉，黄欣，等. 经双目间接检眼镜激光光凝治疗严重早产儿视网膜病变.中华眼底病杂志，2008，24（1）：13-16.

27. Trese M T. Scleral buckling for retinopathy of prematurity. Ophthalmology, 1994, 101（1）：23-26.

28. 黄欣，赵培泉，单海冬，等.冷凝和巩膜外环扎治疗4期早产儿视网膜病变五例.中华眼底病杂志，2005，21（5）：331-332.

29. Hubbard G B, Cherwick D H, Burian G. Lens-sparing vitrectomy for stage 4 retinopathy of prematurity. Ophthalmology, 2004, 111：2274-2277.

30. Lakhanpal R R, Davis G H, Sun R L, et al. Lens clarity after 3-port lens-sparing vitrectomy in stage 4A and 4B retinal detachments secondary to retinopathy of prematurity. Arch Ophthalmol, 2006, 124（1）：20-23.

31. Hanneken A, Baird A. Soluble forms of the gigh-affinity fibroblast growth factor receptor in human vitreous fluid. Invest Ophthalmol Vis Sci, 1995, 36（6）：1192-1196.

32. 黎晓新.重视早产儿视网膜病变的防治.中华眼科杂志，2005，41（4）：289-291.

33. Chan-Ling T, Gock B, Stone J.The effect of oxygen on vasoformative cell division.Evidence that 'physiological hypoxia' is the stimulus for normal retinal vasculogenesis. Invest Ophthalmol Vis Sci, 1995, 36（7）：1201-1214.

34. Tiucek O S, Corff K E, Bright B C, et al.Effect of decreasing target oxygen saturation on retinopathy of prematurity.J AAPOS, 2010, 14（5）：406-411.

35. Chen J, Smith L E.Retinopathy of prematurity. Angiogenesis, 2007, 10（2）：133-140.

中国医学临床百家

36. Heidary G, Vanderveen D, Smith LE.Retinopathy of prematurity：current concepts in molecular pathogenesis. Semin Ophthalmol，2009，24（2）：77-81.

37. Hartnett M E, Penn J S.Mechanisms and management of retinopathy of prematurity.N Engl Med，2012，367（26）：2515-2526.

38. Good W V, Palmer E A.Bevacizumab for retinopathy of prematurity. N Engl J Med，2011，364（24）：2359.

39. Feng J, Qian J, Jiang Y, et al.Efficacy of primary intravitreal ranibizumab for retinopathy of prematurity in China.Ophthalmology，2017，124（3）：408-409.

40. Zhang G, Yang M, Zeng J, et al.Comparison of intravitreal injection of ranibizumab versus laser therapy for zone Ⅱ treatment-requiring retinopathy of prematurity. Retina，2017，37（4）：710-717.

41. Huang Q, Zhang Q, Fei P, et al.Ranibizumab injection as primary treatment in patients with retinopathy of prematurity：anatomic outcomes and influencing factors. Ophthalmology，2017，124（8）：1156-1164.

42. 程湧，梁建宏，黎晓新 . 康柏西普玻璃体腔注射治疗急进性后极部早产儿视网膜病变的疗效观察 . 中华眼底病杂志，2017，33（2）：1-4.

43. Sato T, Wada K, Arahori H, et al.Serum concentrations of Bevacizumab（Avastin）and vascular endothelial growth factor in infants with retinopathy of prematurity.Am J Ophthalmol，2012，153：327-333.

44. Wu L, Martinez-Catellanos M A, Quiroz-Mercado H, et al. Twelve-month safety of intravitreal injections of Bevacizumab（Avastin）：results of the Pan-American Collaborative Retina Study Group（PACORES）.Greafes Arch Clin Exp

Ophthalmol，2008，246（1）：81-87.

45. Yonekawa Y，Wu W C，Nitulescu C E，et al.Progerssive retinal detachment in infants with retinopathy of prematurity treated with intravitreal bevacizumab or Ranibizumab.Retina，2018，38（6）：1079-1083.

（马　燕　整理）

Coats 病的诊断与治疗

7. Coats 病的历史

　　医生对 Coats 病的认识是从临床研究开始的。George Coats 在临床观察中发现一些儿童眼病患者均具有视网膜动脉血管瘤、动静脉畸形，伴有视网膜内及视网膜下渗出和出血等共同特点。由于当时诊疗条件受限，最后很多患儿的眼球不得不施行摘除。1908 年，George Coats 对一组这类单眼、男性患儿摘除的眼球进行了组织病理学检查并报道了研究结果。1912 年，Leber 也观察到了和 Coats 病相似的视网膜血管异常的病例，但这组病例并没有大量的视网膜渗出、出血和严重视网膜脱离。这一疾病后被称为 Leber 多发性粟粒状动脉瘤病（Leber multiple miliary aneurysms），但 Leber 描述的这一疾病是 Coats 所描述疾病的早期阶段或病情较轻时的临床表现。随后，Reese 对 Leber 所描述的多发性粟粒状动脉瘤病患者进行了跟踪观察，发现此病的患者最终发展为 Coats 病临床表现，并进一步证实了这两个疾病实则是同一个疾病，只是疾病发展不同时期的临床表现。目前，Leber 和 Reese 所描述的视网膜血管异常被称为 "Ⅱ型特发性黄斑毛细血管扩张症"。

8.Coats 病的特征性视网膜病变

Coats 病男性较女性更多见，男女患病率比可达到 3 ∶ 1 甚至更高，且超过 75% 的病例表现为单眼发病。由于发病年龄较小，多数患者就诊时视力损害严重，视网膜下存在大量的黄白色的渗出，瞳孔区反光呈黄白色，被称为"白瞳症"。

Coats 病的特征性视网膜表现为视网膜毛细血管扩张，相应的终末血管呈动脉瘤样扩张，通常存在于毛细血管无灌注区周围，方向呈放射状。血管异常可能会导致进行性视网膜水肿和脂质渗出物的沉积。若渗出物积聚于 Henle 层（即中心凹旁的外丛状层），则会出现黄斑"星芒状"水肿，这是导致 Coats 病视力丧失的常见原因。在后极部，随着视网膜下渗出物积聚逐渐增多，在黄斑部可形成黄白色山丘状的隆起，以及胆固醇为主要成分的脂类物质大片沉积，长期的视网膜下渗出可表现为浅层的结晶样沉积。黄斑中心凹的光学相干断层扫描（OCT）显示视网膜神经上皮脱离或囊性水肿（图 2）。

视网膜荧光血管造影（FFA）显示 "灯泡样"血管瘤、毛细血管扩张和周边节段性无灌注区。

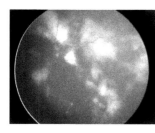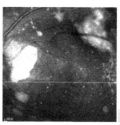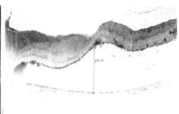

注：可见颞侧周边视网膜异常血管迂曲扩张、视网膜下黄白色渗出、视网膜脱离。

图 2　OCT 显示视网膜神经上皮脱离（彩图见彩插 1）

9.Coats 病的分期特点及临床意义

Coats 病临床分为 5 期。1 期：视网膜毛细血管扩张。2 期：合并视网膜渗出。3 期：渗出性视网膜脱离，包括局限性视网膜脱离和完全性视网膜脱离。前者根据脱离是否累及黄斑，再分为 3A1 期、3A2 期，后者为 3B 期。4 期：完全视网膜脱离合并青光眼。5 期：终末期。

临床的分期对治疗具有指导意义。对于 1 期和 2 期的患者，视网膜的光凝或者冷冻可以获得良好的控制病情发展的效果。而对于 3 期及其以上的病例，由于受到视网膜脱离的限制，可能无法实施有效的激光和冷冻治疗。所以，必须采取其他治疗手段使视网膜复位，如玻璃体腔注射抗 VEGF 药物、视网膜下液引流、玻璃体切除联合内引流等，然后再进行视网膜的激光和冷冻治疗。对于终末期的患者，由于眼球萎缩影响美观，尤其对于儿童，眼球的萎缩还可以造成眼眶的发育异常，所以要配戴义眼片或者进行眼球摘除术联合义眼台植入进行治疗。

10. Coats 病的鉴别诊断

（1）视网膜母细胞瘤

视网膜母细胞瘤（RB）是儿童常见的眼部恶性肿瘤，和Coats 病一样，是多种导致儿童白瞳症的疾病之一。尽管在疾病的早期阶段通过临床检查能够轻易鉴别 Coats 病与视网膜母细胞瘤，但仍有一些 Coats 病和视网膜母细胞瘤均可能表现为视网膜脱离、明显的视网膜下隆起，以及扩张的血管等三联征，即使是经验丰富的医生，也难以仅通过眼底表现对两者进行鉴别，尤其是对后节的观察不理想时。将 Coats 病误诊为视网膜母细胞瘤可能会导致一个原本可挽救的眼球面临被摘除的结局。反而言之，将视网膜母细胞瘤误诊为 Coats 病则会延误其治疗干预的时机，增加肿瘤眼外扩散的可能性，尤其是在施行了内眼手术之后。因此，对这类病例要完善眼部 CT、MRI、彩超检查，进行鉴别诊断。

（2）错构瘤及血管增生性肿瘤

有报道指出包括毛细血管瘤和海绵状血管瘤在内的错构瘤可呈现类似 Coats 样视网膜病变。在大多数病例中，这两种疾病无明显渗出及特征性毛细血管的形态表现。海绵状血管瘤、毛细血管瘤一般多发生在比 Coats 病更靠近视盘的位置。毛细血管瘤包含有明显的滋养血管，内生时有特征性的血管造影表现。毛细血管瘤或血管网状细胞瘤是 Von Hippel-Lindau 综合征的主要表现，后者是一种显性遗传性斑痣性错构瘤病。外生型病变可能更难以与 Coats 病鉴别，尤其是伴发渗出时。

视网膜血管增生性肿瘤，或"获得性视网膜毛细血管瘤"与 Coats 病的特征表现有很多相同之处，包括单眼发病、位于颞侧周边视网膜、显著的渗出，以及浆液性视网膜脱离。但是其具有特定的滋养血管、引流血管、血管团块及玻璃体视网膜界面异常，如视网膜前的纤维化等，这些均是鉴别特征。不同于 Von Hippel-Lindau 综合征出现的血管瘤，原发性血管增生性肿瘤可不存在或很少存在扩张的滋养血管，往往可见渗出并伴有浆液性视网膜脱离，且病变位于颞侧下方远周边视网膜。成人 Coats 病和继发性血管增生性肿瘤之间有相当多的相似之处需要仔细鉴别。血管增生性肿瘤的治疗与 Coats 病几乎一致，但也可采用光动力治疗和局部敷贴放疗法治疗。

（3）Norrie 病

一种罕见的先天性视网膜发育不全综合征，X 连锁隐性遗传，伴有感音神经性耳聋及认知障碍。患儿往往先天失明，存在大范围的双侧视网膜结构紊乱，伴有视网膜"假性神经胶质瘤"的表现，往往在儿童时期即发展为进行性听力丧失。目前已经在 Norrie 病蛋白上发现数个可能相关的突变，而在家族性渗出性视网膜病变的部分病例中也同样检测到了这些突变。家族史、双眼发病、全身综合征的特点，以及典型胶质细胞增生样视网膜肿块或"假性神经胶质瘤"的存在，有助于与儿童 Coats 病的鉴别。

（4）持续胚胎血管增生症（persistent fetal vasculature）

旧称永存原始玻璃体增生症（persistent hyperplastic primary vitreous），是容易与 Coats 病相混淆的，可导致儿童时期白瞳症的另一原因。永存胚胎血管无进展性，且不存在 Coats 病的渗出这一特征表现。与 Coats 病不同，其眼前节的体征，尤其是白内障，发生较早且是该病的常见特征。后节存在显著的玻璃体视网膜牵拉，眼科临床检查和 B 超检查均可见沿玻璃体中央管走行的血管性条索。

（5）家族性渗出性玻璃体视网膜病变（familial exudative vitreoretinopathy，FEVR）

FEVR 是另外一种遗传性玻璃体视网膜疾病，可表现为儿童时期白瞳症，视力丧失，以及渗出性视网膜脱离。与 Coats 病不同，典型的 FEVR 有家族史，双眼发病，无性别差异，而且经常有玻璃体视网膜增殖膜产生及牵拉性视网膜脱离。

（6）黄斑毛细血管扩张

I 型特发性黄斑毛细血管扩张，通常被认为是 Coats 病发展过程的一个表现，可解释为非糖尿病患者的单眼颞侧中心凹旁动脉瘤样视网膜血管扩张。随着广角荧光素血管造影的应用，部分病例可发现类似于 Coats 病的周边视网膜病变，进一步证实了 I 型特发性黄斑毛细血管扩张是 Coats 病的早期或轻微病变。I 型特发性黄斑毛细血管扩张被认为是一种独立的临床疾病，表现为双眼视网膜毛细血管扩张及中心凹旁退行性囊样空腔改变。

该病可在黄斑区产生黄色结晶样沉积物，颞侧中心凹旁可见灰色光泽，但不表现为明显渗出和视网膜下液。Ⅱ型特发性黄斑毛细血管扩张症临床罕见，表现为闭塞的微血管视网膜病变，但缺少Coats病的特征，可能继发于以前的视网膜血管疾病，如视网膜静脉阻塞等。

11. Coats 治疗的两大传统利器——激光与冷冻

早期对 Coats 病的病因假说认为，Coats 病是由感染或炎症原因引起，治疗也围绕着此假说进行。然而，采用抗生素及抗炎药物治疗 Coats 病的各种尝试均无明显疗效。首次治疗成功采用的是经巩膜透热疗法或者放射疗法进行血管消融。此后，红宝石或氙弧光凝法成为多数病例的治疗选择。治疗均基于破坏异常血管及防止动脉瘤样扩张，从而减少血管渗漏和渗出这一基本临床目标。尽管现在对于 Coats 病的治疗有了许多新的方法，但激光和冷冻仍然是其治疗的两大传统利器。

（1）激光光凝

激光光凝的生物学热效应可以导致目标组织蛋白的变性和组织凝固。Meyer Schwickerath 首先描述了激光治疗 Coats 病的有效性。Coats 病治疗的主要目的是要消除异常扩张的血管和高渗透的动脉瘤样组织。由于血管内的血红蛋白对波长 532nm 激光具有良好的吸收性，因此，临床治疗均使用此波长的激光。即便是异常血管区伴有视网膜脱离，也可以直接光凝病变血管。血管内的血红蛋白吸收光能，温度升高而发生变性形成血栓，同时血管壁及周围结缔组织胶原收缩，造成血管闭塞，从而达到破坏扩张的毛细血管和动脉瘤，阻止血管渗出的作用。此外，在视网膜脱离范围之外进行激光光凝拦截，防止渗出性视网膜脱离范围的进一步扩大。

（2）视网膜冷冻

视网膜冷冻通常用于远周边部的视网膜血管异常及视网膜浅脱离患者的治疗，这种情况下激光通常发挥不了作用。对于Coats 病的病变血管的治疗采用连续 3 次冷冻/解冻的治疗方式，冷冻的程度是异常扩张的血管和动脉瘤完全变白为止，从而保证异常血管能完全萎缩，治疗间隔时间是 4～6 周。虽然视网膜冷冻疗效确切，但术后反应大，通常造成结膜的水肿或出血，和视网膜血管的出血，术后早期也会加重渗出性视网膜脱离。远期的不良反应包括视网膜前膜形成、牵拉性视网膜脱离等。因此，尽管视网膜冷冻是一种有效的治疗 Coats 病视网膜病变的方法，但还是主张尽可能地使用视网膜光凝替代视网膜冷冻治疗。

12. 抗血管内皮生长因子（VEGF）药物在 Coats 病治疗中的应用

目前，抗 VEGF 药物已经广泛应用于老年黄斑变性、糖尿病视网膜病变黄斑水肿、视网膜中央静脉阻塞黄斑水肿等疾病的治疗。此类药物可以降低血管的通透性，稳定异常血管，促进渗出液的吸收。一些研究结果显示，在 Coats 病患者眼的视网膜下液、玻璃体腔及房水中可以检测到 VEGF 的浓度升高。玻璃体腔注射抗 VEGF 药物单独或作为辅助治疗 Coats 病视网膜下渗出有效的报道越来越多，这为临床上治疗 Coats 病提供了一个新的手段。

对于伴有黄斑区渗出性视网膜脱离或黄斑水肿的患者，抗 VEGF 药物可以使黄斑水肿减轻或者消退，推测这可能会提高患者的视力，然而，目前尚无可靠性的报道。

对于 3 期伴有严重渗出性视网膜脱离的病例，维持眼球的形态，防止并发症的发生是目前的主要治疗策略。在既往的治疗方法中，激光、冷冻和巩膜扣带术对这类患者毫无作用，而复杂的玻璃体切割手术对儿童 Coats 病的治疗效果也不确定，同时潜在的手术并发症也令人担忧。抗 VEGF 药物的出现为这类疾病提供了新的治疗思路，一些研究显示了玻璃体腔注射抗 VEGF 药物可以使原有的高度渗出性视网膜脱离减轻或复位，从而为视网膜异常血管区的光凝或冷冻创造条件，简化了治疗程序，增加了治疗的成功率。

对于伴有新生血管青光眼的病例，玻璃体腔和前房内的抗 VEGF 药物使用可以较快地消退新生血管，减少治疗过程中眼内出血的发生。

13. 巩膜外视网膜下液引流术是一种简单、有效治疗伴有重度渗出性视网膜脱离的 Coats 病方法

巩膜外视网膜下液引流术主要针对视网膜渗出性脱离较高，视网膜冷冻治疗无效，或者抗 VEGF 药物治疗效果不佳的患者。图 3 瞳孔区可看到位于晶状体后方的高度脱离的视网膜，常用的方法有切开结膜巩膜引流术、针头直接穿刺巩膜引流术。近期，我们采用了一种新的方法——使用带自闭阀的 25G 玻璃体穿刺套管刀进行视网膜下液引流，这种方法用带自闭阀的 25G 套管刀经结膜作巩膜隧道然后进入视网膜下，拔出穿刺刀，轻压套管内的自闭阀使视网膜下液缓慢流出。眼压下降时，通过透明角膜切口向前房注入生理盐水升高眼压。反复重复以上两种操作，直到视网膜下液不再流出。为了防止套管损伤逐渐复位的视网膜，可以一边放液一边将套管向外拔。这种视网膜下液引流方法简单、安全，效果可靠（图 4）。

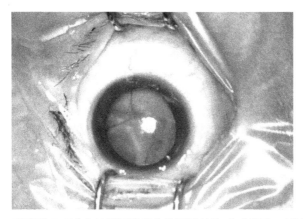

图 3　瞳孔区可见渗出性视网膜脱离位于晶状体后（彩图见彩插 2）

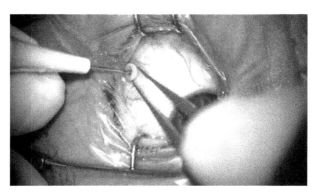

图4　25G 玻璃体穿刺套管刀进行视网膜下液引流（彩图见彩插3）

巩膜外视网膜下液引流术只能治标，并不治本，其目的是让高度脱离的视网膜复位，为以后的治疗如视网膜冷冻、光凝和注药提供必要条件。

14. Coats 病的联合治疗

（1）抗 VEGF 药物治疗联合视网膜血管消融术

对于 2 期、3 期 Coats 病，抗 VEGF 药物可以使渗出液吸收、视网膜复位，再联合视网膜光凝、冷冻治疗，可以使视网膜的异常血管萎缩。然而，虽然黄斑区渗出吸收，形态复位，但视网膜下液对视功能造成了严重的损害，故视力提高并不理想。

（2）难治性 Coats 病的联合治疗

对于伴有大范围的渗出性视网膜脱离、高度视网膜脱离或伴有视网膜下大量胆固醇结晶的病例，冷冻和激光治疗都无济于事。这类患者的异常血管往往范围大，数量多，扩张严重，因此要多种方法联合治疗。根据我们的经验，首先要进行视网膜下液的引流手术，使神经上皮层复位，手术不仅可以引流视网膜下液，还可以排出大量胆固醇结晶。这些视网膜下的胆固醇结晶可以降低视网膜光凝作用和阻止冷凝作用到达视网膜血管。待视网膜下液减少再进行异常血管的光凝和冷冻，同时使用抗 VEGF 药物，促进视网膜下液的吸收，减少视网膜冷冻和光凝造成的血管性反应。我们建议首选视网膜光凝治疗，慎重使用冷冻治疗，因为冷冻治疗本身可以加重渗出性视网膜脱离，造成视网膜的前膜增殖。

参考文献

1. Coats G. Forms of retinal diseases with massive exudation.R Lond Ophthalmol Hosp Rep，1908，17：440-525.

2. Leber T. Verber ein durch yorkommen miltipler miliaraneurisi men characterisierte form von retinaldegeneration.Graefes Arch Clin Exp Ophthalmol，1912，81：1-14.

3. Yannuzzi L A，Bardal A M，Freund K B，et al.Idiopathic macular telangiectasia. Arch Ophthalmol，2006，124（4）：450-460.

4. Daruich A，Matet A，Tran H V，et al. EXTRAMACULAR FIBROSIS IN COATS' DISEASE. Retina，2016，36（10）：2022-2028.

5. Fiorentzis M，Stavridis E，Seitz B，et al. Adjuvant anti-VEGF therapy in Coats' disease. Ophthalmologe，2015，112（5）：451-454.

6. Kodama A，Sugioka K，Kusaka S，et al. Combined treatment for Coats' disease：retinal laser photocoagulation combined with intravitreal bevacizumab injection

was effective in two cases. BMC Ophthalmol, 2014, 14-36.

7. Lin C J, Chen S N, Hwang J F, et al. Combination treatment of pediatric coats' disease: a bicenter study in Taiwan. J Pediatr Ophthalmol Strabismus, 2013, 50 (6):356-362.

8. Park S, Cho H J, Lee D W, et al. Intravitreal bevacizumab injections combined with laser photocoagulation for adult-onset Coats' disease. Graefes Arch Clin Exp Ophthalmol, 2016, 254 (8): 1511-1517.

9. Stanga P E, Jaberansari H, Bindra M S, et al. Transcleral drainage of subretinal fluid, anti-vascular endothelial growth growth factor, and wide-field imaging-guided laser in coats exudatife retinal detachment. Retina, 2016, 36 (1): 156-162.

10. Zhang L, Ke Y, Wang W, et al. The efficacy of conbercept or ranibizumab intravitreal injection combined with laser therapy for Coats' disease. Graefes Arch Clin Exp Ophthalmol, 2018, 256 (7): 1339-1346.

11. Sein J, Tzu J H, Murray T G, et al. Treatment of Coats' Disease With Combination Therapy of Intravitreal Bevacizumab, Laser Photocoagulation, and Sub-Tenon Corticosteroids. Ophthalmic Surg Lasers Imaging Retina, 2016, 47 (5): 443-449.

12. Yang Q, Wei W, Shi X, et al. Successful use of intravitreal ranibizumab injection and combined treatment in the management of Coats' disease. Acta Ophthalmol, 2016, 94 (4): 401-406.

13. Bhat V, D'Souza P, Shah P K, et al. Risk of Tractional Retinal Detachment Following Intravitreal Bevacizumab Along with Subretinal Fluid Drainage and

Cryotherapy for Stage 3B Coats' Disease. Middle East Afr J Ophthalmol, 2016, 23 (2):
208-211.

14. Kase S, Rao N A, Yoshikawa H, et al. Expression of vascular endothelial
growth factor in eyes with Coats' disease. Invest Ophthalmol Vis Sci, 2013, 54 (1):
57-62.

（李松峰　整理）

家族性渗出性玻璃体视网膜病变

*15.*FEVR 的挑战

家族性渗出性玻璃体视网膜病变（familial exudative vitreoretinopathy，FEVR）是一种遗传性视网膜血管发育异常的疾病，在 1969 年被 Criswick 和 Schepens 描述。临床特征是不同程度的周边视网膜血管异常，包括视网膜周围无血管区、周边视网膜新生血管形成及黄斑牵引、视网膜下渗出、玻璃体视网膜牵引和视网膜脱离。Canny 和 Oliver 在 1976 年的血管造影（FA）中证实了该病的血管特征。临床表现可能会在存在无症状的周边视网膜无血管区和导致视力丧失的视网膜脱离之间变化。虽然该疾病已知是家族性的，但在家族中表型特征仍然可以多样。家族性渗出性玻璃体视网膜病变是一种可以终身进展的疾病，如果未得到及时治疗将导致失明。疾病的表现和发展过程的复杂性，使得诊断和治疗具有挑战性。

16. FEVR 是否都是常染色体显性遗传

据报道，阳性家族史存在于 20% ～ 40% 的病例中。其病因和发病机制尚未明确。目前，该疾病的遗传形式包括常染色体显性遗传（AD）、常染色体隐性遗传（AR）和 X 连锁隐性遗传（XR），AD 形式是最常见的，亦有散发病例的报道。然而，遗传模式和表现力显示出异质性的过程，疾病的临床特征和预后也是如此。已经描述了与 FEVR 相关的 4 个基因的突变，这些基因产物是 Norrin 疾病蛋白（*NDP*）、Frizzled-4（*FZD4*）、低密度脂蛋白受体相关蛋白 5（*LRP5*）和四糖蛋白 -12（*TSPAN12*）。*NDP* 基因位于 X 染色体（Xp11.4）上，*FZD4* 和 *LRP5* 位于染色体 11（分别为 11q14.2 和 11q13.2）上，*TSPAN12* 位于染色体 7（7q31.31）上。致病基因突变和产生的疾病包括 *NDP* 基因，X 连锁隐性 FEVR 或 Norrie 病；*FZD4* 基因，AD FEVR；*LRP5* 基因，AD 和 AR FEVR；*TSPAN12* 基因，AD FEVR。这些基因的蛋白质产物参与 Wnt 和 Norrin 信号通路。Wnt 信号通路对于哺乳动物眼睛的器官发生和血管发生至关重要。Norrin 由 *NDP* 编码，对受体 *FZD4* 具有强亲和力。在该途径中，*LRP5* 是 *FZD4* 和 *LRP5* 的共同受体。配体和受体的复合物由 *TSPAN12* 介导，*TSPAN12* 是辅助跨膜蛋白，其结合 Norrin 多聚体，导致 *FZD4* 多聚化和聚集的增强。Norrin 受体复合物激活 Wnt 通路。Norrin 结合途径被阻断，信号传导受到干扰，导致靶蛋白产生抑制。*NDP* 突变可以涉及 Norrie 病和 FEVR，大多数突变与 Norrie 病有关，而较小百分比的这些突变引起 X 连锁 FEVR。据报道,*NDP* 的突变与持续性胎儿血管系统综合征、Coats 病和早产儿视网膜病变（ROP）有关。目前,新的研究发现 *ZNF408* 的突变也可导致 FEVR。

在荷兰 60% FEVR 家族中发现 FEVR 相关基因突变,*FZD4* 突变率为 25%。在 12 例中国 FEVR 患者中,31.3% 发生 *FZD4* 突变。这项研究发现,在 FEVR 的发病过程中,与 *FZD4* 基因具有一个突变的患者相比,多于一个突变的患者病变更为严重。作者认为,更严重的表型与更复杂的基因型相关。在日本的报道中,FEVR 患者的 *NDP* 突变率为 6%。在另一项研究中,*FZD4* 的突变率为 18%,其中一半是新突变。有报道同一家庭成员之间存在严重和轻微的显著变异性,还得出结论,突变的类型（错义、缺失、插入或终止）与疾病严重程度不相关。*FZD4* 的突变占 FEVR 家族的 5% ～ 40%,而 *LRP5* 基因突变率为 12% ～ 18%。有 10% 的 FEVR 病例发生 *TSPAN12* 突变,发现随着突变等位基因数量的增加,疾病恶化严重,患有两个受影响的等位基因的患者表现更严重。同样,携带两个 *LRP5* 突变的两名患者与其父母相比,临床表现更严重。*FZD4* 基因的双重序列变化也有报道。然而,所有 4 个基因的突变所产生的眼部表现均无显著性差异。

具有 *FZD4* 和 *LRP5* 突变的 FEVR 患者已见报道,然而,没有报道这种关联导致表型的严重程度增加。Shastry 和 Trese 报道了一个因子 *V-Leiden* 突变与 FEVR 家族中的 *FZD4* 突变共存。

Boonstra 等估计 FEVR 的外显率为 90%，1/4 ～ 1/3 的突变载体也可能存在非外显率。鉴于疾病遗传的可变性，临床特征的多样并不令人惊讶。

17. 面孔多变的 FEVR

FEVR 的临床分期：Pendergast 和 Trese（1998）根据病情变化分为 5 期。

1 期：视网膜周边部有无血管区，但无视网膜外血管。

2 期：合并视网膜外血管。2A 期无渗出，2B 期有渗出。

3 期：不累及中心凹的视网膜不全脱离。3A 期主要为渗出性，3B 期主要为牵拉性。

4 期：累及中心凹视网膜不全脱离。4A 期主要为渗出性，4B 期主要为牵拉性。

5 期：视网膜全脱离。5A 期为宽漏斗，5B 期为闭漏斗。

FEVR 突出和常见的表现是周边视网膜无血管区的存在，这是因为与上述基因有关的基因突变导致视网膜血管过早成熟的结果。然而，难以发现所有此阶段异常的患者。黄斑拖曳、放射状视网膜皱褶、视网膜新血管形成、视网膜前玻璃体组织增生、玻璃体视网膜增生、视网膜下渗出和视网膜脱离等表现，可以以各种组合形式存在。除周边视网膜无血管区外，血管性玻璃体视网膜粘连、静脉吻合、血管分支增多和 V 型视网膜 – 脉络膜变性等，是此病的轻度表现。视网膜血管，包括动脉和静脉，都显示出分支过多且存在直角的分叉。

在疾病的晚期阶段，表现变得更加严重，新生血管形成，视网膜内或视网膜下出血和渗出，血管化的视网膜前膜会导致视网膜皱褶、黄斑拖曳和视网膜脱离的发生。由于视网膜无血管区导致的毛细血管无灌注和病理性的玻璃体视网膜粘连导致晚期病变的发生，且婴幼儿发生的 FEVR 常可表现为玻璃体积血，这往往增加 FEVR 诊断的复杂性。

疾病的发展不一定遵循顺序，且眼部表现并不总是对称性的。一些特征强烈地提示 FEVR，如从视神经延伸至睫状体的镰刀状放射状视网膜皱褶。仔细的眼部检查是必须且强制性的。视网膜劈裂也可以在 FEVR 中表现。除了牵拉性视网膜脱离外，孔源性视网膜脱离也使临床表现更加复杂。

18. FEVR 诊断中的问题

FEVR 的诊断应符合以下表现：①至少一只眼外周视网膜血管发育缺失；②缺乏早产史或早产儿的疾病，与 ROP 疾病发展速度不符；③不同程度的玻璃体视网膜牵引，视网膜下出血或视网膜新生血管形成发生在任何年龄。

阳性家族史有助于诊断。然而，阴性家族史不能排除FEVR，因为新的突变也可能存在。另外，由于表型异质性，识别无症状家族成员很重要。Kashani 等报道，FEVR 无症状家族成员中 58% 处于病变 1 期，35% 处于 2 期。

目前，为了准确诊断，必须进行彻底的检查与广泛的荧光素血管造影。荧光血管造影增强了诊断灵敏度，因为外周甚至后极的微小血管变化容易被常规眼底扫描所忽略。广角视网膜成像有助于检查患者的无症状家族成员，该病的发病率可能高于预期。无症状的家庭成员的确定，对处于生育年龄的患者的遗传咨询和新生儿筛查是必不可少的。这种疾病在十几岁或二十岁初期趋向于静止，然而，因不可预测的情况，后来的复发经常发生。

19. FEVR 鉴别诊断中的挑战

FEVR 与 Norrie 病、ROP 的鉴别可能是具有挑战性的，因为 Norrie 病、ROP 这两种疾病的发病机制中都含有 *NDP* 基因的突变。

FEVR 与 Norrie 病鉴别。基因的缺失和截短突变无一例外会导致 Norrie 病，然而，错义突变可能导致 Norrie 病或 FEVR。在 Norrie 病中，大约 1/4 的患者有视网膜血管异常伴精神发育迟滞和听力损失。除遗传改变外，FEVR 疾病缓慢的进展过程与 Norrie 病有所不同。*NDP* 基因半胱氨酸残基的突变导致 Norrie 病，而涉及非半胱氨酸残基的突变与 FEVR 相关。与 Norrie 病一样，胎儿血管永存综合征与 Norrie 病具有相似的表现，必须在鉴别诊断中考虑，然而此病无遗传证据。与 FEVR 不同，尽管存在严重外周视网膜无血管区，但两者均无视网膜新生血管形成。

FEVR 患者与 ROP 不同，为足月儿。ROP 经常表现为视网膜周边嵴样改变，并自发退行，尽管可以发生后遗症，但并不会晚期复发。然而，有关 NDP 基因在 ROP 中的作用存在矛盾。最近，在两种疾病中报道了相同的 FZD4 突变，这使鉴别诊断变得复杂。据报道，FZD4 突变会导致急进型 ROP。

当 Criswick 和 Schepens 首次报道时，简要描述了 FEVR 的特征，然而，尽管作者提出了遗传性疾病的特征，但还不能明确遗传模式。由于他们提到的患者没有早产史，鉴别诊断中主要考虑了 Coats 病，通过家族史、疾病周边病变的性质，以及更严重的玻璃体表现来与 Coats 病鉴别，并且男性优势是 Coats 病的特征。最近，Robitaille 等报道了 Coats 病与 FZD4 突变之间的差异。

永存原始玻璃体增生症（PHPV）或永存胚胎血管（PFV）晚期表现与 FEVR 相似，但多单眼发病，无家族史，患眼常较对侧眼小，前部型患者还可见被拉长的睫状突。

色素失禁综合征临床表现可与 FEVR 相似，但多同时伴有皮肤、牙齿的病变。

先天性角化不良（dyskeratosis congenita）是一种由端粒维持相关基因缺陷导致的遗传多系统骨髓衰竭综合征，表现为显著的临床与遗传异质性，眼部可出现与 FEVR 相似的表现。但此病的临床特征是皮肤 - 指甲 - 黏膜病变三联征：网状皮肤色素沉着、甲营养不良、黏膜白斑，易患恶性肿瘤。

20. FEVR 治疗的经典与创新

（1）经典——激光、冷冻和手术治疗

FEVR 1 期不需要治疗，只需定期随访。FEVR 的主要治疗方法是激光凝固，可以分次进行。血管造影中的渗漏表明在新生血管形成的情况下，外周无血管区域应该用激光消融。即使在 4 期 FEVR 患者中，激光治疗也可以酌情施行。冷冻治疗用于新生血管形成的治疗，特别是在小瞳孔不能散大或介质混浊的患者中，但这不再是首选治疗。渗出期可行激光或冷冻治疗，治疗可能会加速孔源性视网膜脱离的发生。我们的经验是，对于 3 岁以下婴幼儿 FEVR，因其发展迅速，在无牵拉因素的情况下，可选择激光治疗，而对于伴有明显牵拉因素的情况，激光治疗可能是有风险的。由于激光治疗后会增加视网膜裂孔发生的风险，不考虑激光或激光范围适当扩大至无血管区后缘。大于 3 岁并且处于 2A 期或以前，应密切随访。

如果发生视网膜脱离，应考虑手术干预。在这种情况下，单独的巩膜扣带可用于局限的视网膜脱离或黄斑皱褶，可以缓解牵拉，而更严重的病例需要行玻璃体切割术。玻璃体切除术的主要优点是可以对切除膜和增生组织及无血管区域实施激光凝固。在牵拉性视网膜脱离接受玻璃体切割手术中，必须考虑后部玻璃体紧密粘连的问题。建议玻璃体内注射自体纤溶酶以更好地切开玻璃体界面，更容易使玻璃体与视网膜表面松解。而发生的孔源性视网膜脱离，除了必须封闭裂孔，发现并处理周边视网膜存在的无血管区对手术的成功也至关重要。

如果已经出现并发性白内障、继发性青光眼、角膜带状变性等严重终末期并发症，预后极差，应考虑对症治疗，并告知家属手术仅为保存眼球。如果眼球萎缩趋势明显，应及时行眼部整形手术干预，以免影响颜面部发育。

（2）创新——抗 VEGF 剂治疗

基于 Wnt 通路的异常调节与血管内皮生长因子（VEGF）水平升高相关的发现，在一项研究中，玻璃体内注射抗 VEGF 剂 pegaptanib 被用于治疗 FEVR，发现 pegaptanib 可减少渗出和降低血管活性。最近，还报道了玻璃体内贝伐单抗可引起新生血管的直接消退。

根据我们的经验，对于 FEVR 伴有明显渗出或小瞳孔的病例，无法施行激光治疗时可选择行抗 VEGF 治疗，待渗出吸收后再行激光治疗；对于已经发生新生血管或玻璃体积血的病例，可行抗 VEGF 治疗，这样可以暂时稳定病情，促进玻璃体内积血的吸收，为下一步治疗争取时间和机会。

参考文献

1. Joussen A M，Gordes R S，Heussen F A，et al.Retinal exudative disease in childhood：Coats' disease and familial exudative vitreoretinopathy（FEVR）.Klin Monbl Augenheilkd，2013，230（9）：902-913.

2. Tsaousi A, Mill C, George S J. The Wnt pathways in vascular disease: lessons from vascular development. Curr Opin Lipidol, 2011, 22 (5): 350-357.

3. Javellana J A, Drouilhet J H, Kokame G T, et al. Retinal capillary angioma in familial exudative vitreoretinopathy treated with photodynamic therapy. Am J Ophthalmol, 2004, 137 (4): 780-782.

4. Simunovic M P, Maberley DAL. Familial exudative vitreoretinopathy mimicking macular telangiectasia type 1. Canadian Journal of Ophthalmology / Journal Canadien d' Ophtalmologie, 2014, 49 (1): e28-e30.

5. Kashani A H, Brown K T, Chang E, et al. Diversity of retinal vascular anomalies in patients with familial exudative vitreoretinopathy. Ophthalmology, 2014, 121 (11): 2220-2227.

6. Drenser K A. Wnt signaling pathway in retinal vascularization. Eye Brain, 2016, 8: 141-146.

7. Kashani A H, Learned D, Nudleman E, et al.High prevalence of peripheral retinal vascular anomalies in family members of patients with familial exudative vitreoretinopathy. Ophthalmology, 2014, 121 (1): 262-268.

8. Henry C R, Sisk R A, Tzu J H, et al. Long-term follow-up of intravitreal bevacizumab for the treatment of pediatric retinal and choroidal diseases. J AAPOS, 2015, 19 (6): 541-548.

9. Ells A, Guernsey D L, Wallace K, et al. Severe retinopathy of prematurity associated with FZD4 mutations. Ophthalmic Genet, 2010, 31 (1): 37-43.

10. Fei P, Yang W, Zhang Q, et al. Surgical management of advanced familial

exudative vitreoretinopathy with complications. Retina，2016，36（8）：1480-1485.

11. Gilmour D F. Familial exudative vitreoretinopathy and related retinopathies. Eye (Lond)，2015，29（1）：1-14.

12. Hocaoglu M，Karacorlu M，Sayman Muslubas I，et al. Anatomical and functional outcomes following vitrectomy for advanced familial exudative vitreoretinopathy：a single surgeon's experience. Br J Ophthalmol，2017，101（7）：946-950.

13. Li Y，Peng J，Li J，et al. The characteristics of digenic familial exudative vitreoretinopathy. Graefes Arch Clin Exp Ophthalmol，2018.

14. Karjosukarso D W，van Gestel SHC，Qu J，et al. An FEVR-associated mutation in ZNF408 alters the expression of genes involved in the development of vasculature. Hum Mol Genet，2018，27（20）：3519-3527.

（邓光达　整理）

X 连锁青少年型视网膜劈裂

X 连锁青少年型视网膜劈裂（X-linked juvenile retinoschisis, XLRS）是一种较为常见的早发性视网膜变性类疾病，占所有儿童期发病的遗传性视网膜病变的 5%，主要影响学龄前及青少年男性。中心视力受损程度不一，与 *RS1* 基因异常相关，以黄斑辐轮样改变、黄斑及周边视网膜层间劈裂为主要特征。随着 OCT 和广角视网膜图像系统的应用，眼科医生对这一类疾病的诊断和治疗有了更多的认识。

21. X 连锁青少年型视网膜劈裂的定义及其流行病学特征

XLRS 是发生在神经上皮层层间的分离。发病率为 1/20 000 ～ 1/5000，绝大多数为男性发病，女性患者罕见，多是母亲为携带者 / 患者、父亲为患者的纯合子，女性携带者一般无症状，极少数有轻微眼底改变及多焦 ERG 的异常。本病的发病时间较早，研究显示在出生时即可存在，文献报道在 3 个月～ 15 岁发病，多数于学龄前 5 ～ 6 岁发现视力下降，少数由于斜视、眼球震颤、大疱性视网膜劈裂就诊。症状出现的年龄分布呈双峰状，以斜视和眼球震颤就诊的平均发病年龄为 1.8 岁，以视力差就诊的平均发病年龄为 6.7 岁。

22. X 连锁青少年型视网膜劈裂的发病机制

发病机制为位于 X 染色体短臂（Xp22）上的 *RS1* 基因异常，目前已有 200 余种已知的致病性 *RS1* 基因突变，外显率几乎为 100%。*RS1* 基因编码的 retinoschisin 是一种含有 224 个氨基酸，由视网膜细胞分泌，与光感受器细胞和双极细胞表面相连的蛋白质，对于维持视网膜完整性有重要的作用。Retinoschisin 还可以通过 NaK-ATP 酶来影响视网膜下液的积聚，通过调节促分裂原活化蛋白激酶通路（mitogen-activated protein，MAP）来起到抗视网膜细胞凋亡的作用，是重要的视网膜内蛋白。*RS1* 基因发生盘状结构域中的错义突变时会造成严重的异常蛋白折叠和滞留，最终产生非功能性 retinoschisin。研究显示，劈裂腔液体内 Cystatin-C 和 Tenascin 的含量异常增多，前者是与炎症反应相关的半胱氨酸蛋白酶抑制剂，后者是一种粘连调节蛋白，受炎症因素影响，可以减少受牵拉组织细胞外组织间的粘合力，提示异常 retinoschisin 可能通过炎症反应对本病的发生发展起了一定的促进作用。

23.X 连锁青少年型视网膜劈裂的临床表现及并发症

本病为双眼发病，且病变程度多为对称性。几乎所有患者存在黄斑受累，特征性表现为辐轮样（spoke-wheel）改变，其他表现包括黄斑放射状条纹（3%）、微囊（34%）、蜂窝样囊（8%）、混合型改变（31%）、无囊样改变的色素斑驳（8%）、黄斑反光消失（8%）、萎缩性改变（8%）和纱膜样改变等。50% ～ 60% 的患者存在周边视网膜劈裂，以颞下方多见。约有 30% 的患者存在脂质渗出，研究认为除了与传统认为的劈裂层间出血后吸收相关，还与组织慢性缺氧、血管通透性改变相关。除非发生玻璃体积血、孔源性视网膜脱离等并发症，本病一般不会发生明显进展，并且随着年龄的增加，黄斑的典型辐轮样病变可逐渐向不典型黄斑区色素异常转变。

患者的视力下降多出现在青少年阶段，初诊视力一般为 20/60 ～ 20/120，之后逐渐趋于稳定。但如果出现并发症，则会有明显的视力下降。有 4% ～ 40% 的患者会出现玻璃体积血，一般认为是由于视网膜层间劈裂导致血管破裂，具有自限性，视力预后尚可。5% ～ 22% 的患者可能发生视网膜脱离，为本病较为严重的并发症。

24.X 连锁青少年型视网膜劈裂的辅助检查

谱域 - 光学相干断层扫描（spectral domain optical coherence

tomography，SD-OCT）具有检查速度快、直观、准确、可测量、需要相对少的配合等优点，已经成为 XLRS 诊断中最重要的辅助检查手段。OCT 显示劈裂多发生于内核层，也可发生于内丛状层、外丛状层，较少发生于神经节细胞层、神经纤维层等，多呈典型的桥样连接，也可以表现为囊样劈裂。广域 OCT 对于辅助鉴别视网膜劈裂和脱离、明确视网膜内 / 外层孔有较大的意义。

视网膜电图（electroretinogram，ERG）在 OCT 出现以前是本病最重要的辅助检查，其典型表现为 b 波波幅下降，b/a 比值下降。但由于其操作相对复杂、费时，需要患者较高的配合度，研究显示 ERG 检查结果组间差异大，甚至可能为正常，因此，尤其是对于低龄患儿，不建议作为主要诊断手段。对于可以配合的患儿或者有条件开展局部 / 全身麻醉下 ERG 检查的单位，可以用于与其他视网膜变性类疾病的鉴别诊断，或治疗效果的评估。手持 ERG 的操作相对简单、患儿配合度要求相对低，是一种可行的检查方法。

眼底荧光素造影对于本病的诊断意义有限，黄斑区一般没有典型的改变，仅有色素紊乱造成的改变，当出现视网膜劈裂和视网膜脱离时，可以有视网膜的漂浮感，但是不易鉴别劈裂与脱离的性质。研究显示可有周边劈裂区域内血管渗漏、视网膜的树枝样改变、无血管区，以及视网膜、视盘和脉络膜新生血管。

眼底自发荧光对于黄斑辐轮样改变的显示比眼底彩相更为清晰。眼底红外成像技术可以帮助确定视网膜劈裂的边缘，伴发孔源性视网膜脱离时可以辅助寻找视网膜劈裂的内层孔和外层孔。

25. X 连锁青少年型视网膜劈裂的诊断与鉴别

XLRS 的诊断主要基于发病年龄和性别、典型的临床表现、OCT 检查结果、家族史，必要时可以通过基因来辅助。黄斑囊样水肿在眼底彩相上较难与本病鉴别，眼底荧光造影对于区分本病和黄斑囊样水肿的黄斑病变性质具有一定意义。黄斑囊样水肿的眼底荧光造影中可见到黄斑区小血管渗漏，形成典型的花瓣样改变，并且多有导致囊样水肿的基础疾病。XLRS 患者眼底荧光造影中黄斑区一般没有明显的血管渗漏和花瓣样改变。当黄斑病变比较轻微时，本病需要与弱视进行鉴别，阳性家族史和详查周边眼底、完善 OCT 可以辅助鉴别。

孔源性视网膜脱离是本病的并发症之一，眼底检查所见较视网膜劈裂透明度低，并且具有一定的活动度，可见视网膜内层和外层孔，如果是原发性孔源性视网膜脱离可见马蹄孔或者萎缩孔等，眼彩色多普勒超声可以辅助鉴别。家族性渗出性玻璃体视网膜病变也可以早发周边视网膜病变，继发视网膜脱离，需要与本病进行鉴别，通过特征性的周边视网膜血管分支增多、走行变直、夹角变小、呈毛刷样改变可以进行鉴别，且前者无典型的黄斑病变，基因检查也可以辅助鉴别。部分视网膜色素变性的患者可以出现黄斑囊样改变，但其同时伴有蜡黄色视盘、视网膜血管纤细、中周部骨细胞样色素改变等特征性表现，不典型视网膜色素变性可以通过基因检查、ERG 检查与 XLRS 鉴别。

26. X 连锁青少年型视网膜劈裂的手术治疗

基于本病自然病程中视网膜劈裂范围一般相对稳定和手术后可能出现孔源性视网膜脱离等严重并发症，我们不建议对稳定的劈裂视网膜进行预防性手术切除。一旦发生长时间不能吸收的玻璃体积血、牵拉性或者孔源性视网膜脱离，则需要手术治疗，但由于同时存在视网膜劈裂，手术难度很大，同时患者年龄相对偏小，术中不容易完成玻璃体后脱离，术后难以配合俯卧体位，且术后易发生增殖性玻璃体视网膜病变导致手术失败，多种因素均可以导致术后视力预后不佳，因此，对于此类患者的手术需结合患者的疾病严重程度、依从性、患者及监护人意愿、术者玻璃体手术技巧等多种因素进行判断。也有学者采用自体血纤维蛋白溶解酶术前 30 分钟进行玻璃体腔注射，以便于玻璃体手术中进行玻璃体后脱离，减小手术难度，优化术后效果。巩膜扣带术由于创伤相对较小，对玻璃体基底部可以提供较好的支持，当能够准确定位导致视网膜脱离的外层孔时，是首选的手术方式。

随着玻璃体手术的发展，25G 微创玻璃体手术技术的到来，越来越多的眼科医生开始尝试用微创玻璃体手术对 XLRS 患者进行治疗。基于玻璃体视网膜牵拉可能在 XLRS 的发展过程中起到一定作用，部分学者通过玻璃体切除联合内界膜剥除，联合气体／硅油填充来解除玻璃体对于黄斑的牵拉，发现手术可以减少黄斑厚度、减轻视网膜劈裂程度。还有学者应用视网膜下放液联合玻璃体切除手术治疗大疱性视网膜劈裂。一项包括22例患者、28 只眼的研究，将无视网膜脱离、玻璃体积血等严重并发症，但是观察大于 6 个月后存在进展性视力下降、黄斑劈裂范围增大、周边视网膜劈裂累及中心凹 5mm 直径内区域的进展性遗传性视网膜劈裂患者分为手术组和观察组，发现进行玻璃体视网膜联合手术可以降低其后发生玻璃体积血、孔源性视网膜脱离等严重并发症的概率，并且可以显著提高患者的视力，有效恢复组织解剖结构。但是目前手术相关研究例数较少，并且手术方式差异较大，手术的安全性和必要性还需要更多的研究来支持。

27. X 连锁青少年型视网膜劈裂的药物治疗

XLRS 的治疗一般为低视力辅助或者针对其并发症进行的手术治疗。近期的一些研究显示，局部应用 2% 的多佐胺滴眼液可以有效改善黄斑区域的劈裂，减少黄斑中心凹厚度，近半数患者视力得到提高，当出现病情反复时，停药后再次使用多佐胺滴眼液仍有效。还有研究显示，口服乙酰唑胺（＞ 60kg 体重者 250mg bid， ＜ 60kg 体重者 125mg bid）可以减少黄斑中心凹厚度，提高最佳矫正视力。

28. X 连锁青少年型视网膜劈裂治疗的新进展

视网膜内正常，但 retinoschisin 的缺乏是本病的重要发病机制。有研究应用 XLRS 的小鼠模型证明，通过腺相关病毒载体或者重组 8 型腺相关病毒载体给小鼠补充功能性 retinoschisin 能够改善 ERG 表现和视网膜结构形态，接受治疗的年龄越早结构的改善越明显，并且不受残留异常 retinoschisin 的影响，由光感受器细胞分泌的 retinoschisin 的远期治疗效果可能更好，玻璃体腔内注射载体可能是一种十分有前景的治疗方式。

虽然病毒载体在动物实验中获得了较好的效果，但是病毒载体存在致肿瘤性、免疫原性和玻璃体腔注射后脑组织内长期残留等潜在缺点，因此，对于非病毒载体的研究十分重要。例如，一种由固体脂质纳米颗粒、葡萄聚糖、鱼精蛋白、增强型绿色荧光蛋白（enhanced green fluorescent protein，EGFP）和 *RS1* 质粒构成的混合物，目前已经在体外试验和动物实验中研究玻璃体腔注射、结膜下注射和局部点眼等方式中此混合物的药物作用与安全性。

玻璃体对于视网膜的牵拉作用也是劈裂发生的可能机制之一。有研究应用蛋白水解酶 ocriplasmin 进行玻璃体腔注射，诱发玻璃体后脱离，观察到术后 1 周时黄斑区劈裂大部分恢复，但是最佳矫正视力无提高，并且 1 个月后随访发现黄斑劈裂再次出现。

29. X 连锁青少年型视网膜劈裂与抗 VEGF 治疗

传统观念认为，XLRS 的玻璃体积血是由于劈裂层间血管的撕裂造成的，无须特殊治疗，仅需要密切随访观察。

随着广角视网膜荧光造影的应用，临床上发现了不少存在视网膜新生血管、视盘新生血管以及脉络膜新生血管、新生血管性青光眼的病例，我们的患者中也存在有明确视网膜新生血管的病例。这些新生血管出现的原因可能是视网膜劈裂造成的视网膜慢性缺血缺氧，从而导致 VEGF 增多。针对几例出现玻璃体积血的低龄患者进行了玻璃体腔注射雷珠单抗，发现治疗后积血的吸收较观察组快，劈裂的程度较前降低，可能与抗 VEGF 可以减少血管的异常渗漏有一定的关系。术后的最佳矫正视力有一定的提高，其中术前存在视网膜新生血管的病例，治疗后新生血管明显消退，随访大于 10 个月的时间后未见新生血管重新出现。我们认为，对于低龄患者，其视觉系统仍在发育过程中，应尽快去除玻璃体积血导致的屈光间质不清，保证视觉发育，但儿童患者的玻璃体切除手术风险大、术后效果不明确，玻璃体腔注射抗 VEGF 药物可以促进积血的吸收，还可能减少血管的异常渗漏，对劈裂可能有一定的作用。抗 VEGF 治疗在早产儿视网膜病变和 Coats 病等儿童眼病治疗中的安全性和有效性已经得到了证实，在与患儿家属充分沟通的基础上，不失为一种治疗低龄患者视网膜劈裂合并玻璃体积血的潜在的可行方法。但与随访观察相比，抗 VEGF 治疗是否能够显著改善劈裂的程度及视力预后，是否会由于纤维增殖加重而导致牵拉性视网膜脱离，这些都需要大样本、严密的临床研究来证明。

中国医学临床百家

参考文献

1. Molday R S, Kellner U, Weber B H.X-linked juvenile retinoschisis: clinical diagnosis, genetic analysis, and molecular mechanisms. Prog Retin Eye Res, 2012, 31 (3): 195-212.

2. Wang N K, Liu L, Chen H M, et al.Clinical presentations of X-linked retinoschisis in Taiwanese patients confirmed with genetic sequencing. Molecular Vision, 2015, 21: 487-501.

3. George N D, Yates J R, Bradshaw K, et al. Infantile presentation of X linked retinoschisis.Br J Ophthalmol, 1995, 79 (7): 653-657.

4. Rao P, Dedania V S, Drenser K A. Congenital X-Linked Retinoschisis: An Updated Clinical Review. Asia Pac J Ophthalmol (Phila), 2018, 7 (3): 169-175.

5. Apushkin M A, Fishman G A, Rajagopalan A S. Fundus findings and longitudinal study of visual acuity loss in patients with X-linked retinoschisis. Retina, 2005, 25 (5): 612-618.

6. George N D, Yates J R, Moore A T.Clinical features in affected males with X-linked retinoschisis.Archives of Ophthalmology, 1996, 114 (3): 274-280.

7. Hu Q R, Huang L Z, Chen X L, et al.Genetic analysis and clinical features of X-linked retinoschisis in Chinese patients. Scientific Reports, 2017, 7: 44 060.

8. Molday L L, Hicks D, Sauer C G, et al.Expression of X-linked retinoschisis protein RS1 in photoreceptor and bipolar cells.Invest Ophthalmol Vis Sci, 2001, 42 (3): 816-825.

9. Molday L L, Wu W W, Molday R S. Retinoschisin (RS1), the protein

encoded by the X-linked retinoschisis gene, is anchored to the surface of retinal photoreceptor and bipolar cells through its interactions with a Na/K ATPase-SARM1 complex. Journal of Biological Chemistry, 2007, 282 (45): 32 792-32 801.

10. Plössl K, Weber B H, Friedrich U.The Xlinked juvenile retinoschisis protein retinoschisin is a novel regulator of mitogen activated protein kinase signalling and apoptosis in the retina. Journal of Cellular & Molecular Medicine, 2017, 21 (4): 768-780.

11. Molday R S.Focus on molecules: retinoschisin (RS1). Experimental Eye Research, 2007, 84 (2): 227-228.

12. Wang T, Zhou A, Waters C T, et al.Molecular pathology of X linked retinoschisis: mutations interfere with retinoschisin secretion and oligomerisation. British Journal of Ophthalmology, 2006, 90 (1): 81-86.

13. Warneke-Wittstock R, Marquardt A, Gehrig A, et al. Transcript map of a 900-kb genomic region in Xp22.1-p22.2: identification of 12 novel genes. Genomics, 1998, 51 (1): 59-67.

14. Wu W W, Molday R S. Defective discoidin domain structure, subunit assembly, and endoplasmic reticulum processing of retinoschisin are primary mechanisms responsible for X-linked retinoschisis.Journal of Biological Chemistry, 2003, 278 (30): 28 139-28 146.

15. Wu WWH, Wong J P, Kast J, et al.RS1, a discoidin domain-containing retinal cell adhesion protein associated with X-linked retinoschisis, exists as a novel disulfide-linked octamer. Journal of Biological Chemistry, 2005, 280 (11): 10 721-10 730.

16. Joshi M M, Drenser K, Hartzer M, et al. Intraschisis cavity fluid composition in congenital X-linked retinoschisis.Retina, 2006, 26 (7 SI): S57-S60.

17. Rao P, Robinson J, Yonekawa Y, et al.Wide-field imaging of nonexudative and exudative congenital X-linked retinoschisis.Retina, 2016, 36 (6): 1.

18. Kim D Y, Mukai S.X-linked juvenile retinoschisis (XLRS): a review of genotype-phenotype relationships.Seminars in Ophthalmology, 2013, 28 (5-6): 392-396.

19. Lee J J, Kim J H, Kim S Y et al.Infantile vitreous hemorrhage as the initial presentation of X-linked juvenile retinoschisis. Korean Journal of Ophthalmology Kjo, 2009, 23 (2): 118-120.

20. Yu J, Ni Y, Keane P A, et al. Foveomacular schisis in juvenile X-linked retinoschisis: an optical coherence tomography study.American Journal of Ophthalmology, 2010, 149 (6): 973-978.

21. Yang H S, Lee J B, Yoon Y H, et al.Correlation between spectral-domain OCT findings and visual acuity in X-linked retinoschisis.Invest Ophthalmol Vis Sci, 2014, 55 (5): 3029-3036.

22. Cukras C, Wiley H E, Jeffrey B G, et al. Retinal AAV8-RS1 Gene Therapy for X-Linked Retinoschisis: Initial Findings from a Phase I / IIa Trial by Intravitreal Delivery. Mol Ther, 2018, 26 (9): 2282-2294.

23. García-Arumí J, Corcóstegui I A, Navarro R, et al.Vitreoretinal surgery without schisis cavity excision for the management of juvenile X linked retinoschisis. British Journal of Ophthalmology, 2008, 92 (11): 1558-1560.

24. Wu W C, Drenser K A, Capone A, et al.Plasmin enzyme-assisted

vitreoretinal surgery in congenital X-linked retinoschisis：surgical techniques based on a new classification system. Retina，2007，27（8）：1079-1085.

25. Armada-Maresca F，Peralta-Calvo J，Pastora-Salvador N，et al.Combined external drainage and 25-gauge vitrectomy for severe X-linked congenital retinoschisis. Retina，2011，31（6）：1215-1217.

26. Iordanous Y，Sheidow T G.Vitrectomy for X-linked retinoschisis：a case report and literature review. Canadian Journal of Ophthalmology Journal Canadien Dophtalmologie，2013，48（4）：71-74.

27. Yu H，Li T，Luo Y，et al.Long-term outcomes of vitrectomy for progressive X-linked retinoschisis. American Journal of Ophthalmology，2012，154（2）：394-402.

28. Thobani A，Fishman G A.The use of carbonic anhydrase inhibitors in the retreatment of cystic macular lesions in retinitis pigmentosa and X-linked retinoschisis. Retina，2011，31（2）：312-315.

29. Apushkin M A，Fishman G A.Use of dorzolamide for patients with X-linked retinoschisis. Retina，2006，26（7）：741-745.

30. Sadaka A，Sisk R A.Dramatic regression of macular and peripheral retinoschisis with dorzolamide 2% in X-linked retinoschisis：a case report. Journal of Medical Case Reports，2016，10（1）：1-4.

31. Gurbaxani A，Wei M，Succar T，et al.Acetazolamide in retinoschisis：a prospective study. Ophthalmology，2014，121（3）：802-803.

32. Kjellstrom S，Bush R A，Zeng Y，et al. Retinoschisin gene therapy and natural history in the Rs1h-KO mouse：long-term rescue from retinal degeneration. Investigative Ophthalmol Vis Sci，2007，48（8）：3837-3845.

33. Zeng Y, Takada Y, Kjellstrom S, et al.RS-1 gene delivery to an adult rs1h knockout mouse model restores ERG b-wave with reversal of the electronegative waveform of X-linked retinoschisis.Investigative Ophthalmol Vis Sci, 2004, 45 (9): 3279-3285.

34. Delgado D, del Pozo-Rodríguez A, Solinís MÁ, et al.Dextran and protamine-based solid lipid nanoparticles as potential vectors for the treatment of X-linked juvenile retinoschisis.Human Gene Therapy, 2012, 23 (4): 345-355.

35. Patel A, Morse L.Ocriplasmin for foveal schisis in X-linked retinoschisis.Retin Cases Brief Rep, 2015, 9 (3): 248-251.

36. Ranchod T M, Faia L J, Drenser K A. Peripapillary choroidal neovascularization in congenital retinoschisis. Retin Cases Brief Rep, 2011, 5 (4): 336-338.

37. Campo R V, Reeser F H, Flindall R J. Vascular leakage, neovascularization, and vitreous hemorrhage in senile bullous retinoschisis.American Journal of Ophthalmology, 1983, 95 (6): 826-832.

38. Pearson R, Jagger J.Sex linked juvenile retinoschisis with optic disc and peripheral retinal neovascularisation. British Journal of Ophthalmology, 1989, 73 (4): 311-313.

39. Ando A, Takahashi K, Sho K, et al.Histopathological findings of X-linked retinoschisis with neovascular glaucoma.Graefes Arch Clin Exp Ophthalmol, 2000, 238 (1): 1-7.

（麻　婧　整理）

中国医学临床百家

儿童眼底病激光治疗

30. 儿童眼底病激光治疗概述

自 20 世纪 Campbell 等首先将激光治疗应用于眼科临床，眼部疾病特别是眼底病已经广泛应用激光治疗。激光治疗不仅对视网膜血管相关病变，而且对视网膜裂孔相关的疾病都能起到有效而稳定的治疗效果。角膜、房水、晶状体、玻璃体组成了眼球正常的屈光系统，为激光治疗的穿通性提供了条件，视网膜色素上皮和脉络膜色素组织起到了吸收不同波长激光的作用。

激光治疗儿童眼底病的原理和成人眼底病的原理相同，传统激光的生物学效应主要包括光热效应、光化学效应、电离效应和压强效应。激光对视网膜疾病的治疗主要利用其光热效应：有效激光作用后，靶组织吸收激光能量，发生一系列组织学、病理学热效应改变。

即使是作为一种非手术方式的治疗手段，激光治疗前也必须向患者、患儿家属详细介绍激光治疗的目的，可能发生的不适及并发症，以及激光术中、术后的注意事项，解除患儿的顾虑，争取合作。根据患儿的病情和配合程度，可以选择裂隙灯下激光治疗、玻璃体手术中眼内激光治疗及双目间接检眼镜下激光治疗这3种不同的治疗方式。无论是哪种治疗方式，都需要灵活应用激光治疗的三要素，即激光的功率、光斑的面积（一般常指光斑的直径）和曝光的时间。在激光垂直射入即入射角为零时，激光的剂量（能量密度）与激光功率和时间成正比，与受射面积成反比。在不增加能量的情况下，增加时间或减少面积均可增加激光能量。治疗时以达到治疗作用光斑级别的激光反应为目的，Ⅱ级光斑密度为灰白色，Ⅲ级光斑为浓白色，一般从最低能量逐渐加大。

裂隙灯下激光治疗一般是在表面麻醉下进行，对患儿的配合程度要求较高，能够配合此项治疗的患儿年龄因个体而不同，临床上有经过充分的沟通准备且配合良好的5岁患儿病例，也有12岁仍不能坚持此项治疗的病例。裂隙灯激光治疗并非激光治疗的唯一方式，无法配合的患儿可以选择全麻后双目间接检眼镜下激光治疗。裂隙灯下激光治疗临床上常用的是氩离子或氪离子的气态激光器，需要注意的是，视网膜周边病变激光治疗时引起患儿疼痛较后极病变多见，因此，起始治疗能量不宜过大，不仅要避免过度反应引起的组织损伤，还要防止骤然疼痛导致患儿无法继续配合。

玻璃体手术中眼内激光治疗是指在行玻璃体视网膜手术的同时行光凝治疗，直视下操作，方便、部位准确，且不受屈光间质影响，通常是在全麻下进行，也不受患儿配合程度影响。能够通过光导纤维引入眼内的激光器（氩离子、氪离子或半导体激光）都可以作为激光源，眼内激光光斑的大小主要由激光笔距离视网膜的远近进行调节，对于黄斑部疾病的激光治疗需谨慎。

双目间接检眼镜下激光治疗主要适用于婴幼儿和检查配合不佳的儿童，目前临床上一般是在全身麻醉下进行。由于婴幼儿多为低孕周、低体重者，全身状况发育尚不完善，所以，围治疗时期的麻醉和护理显得尤为重要。需要准备婴幼儿专用面罩、袖带、血氧探测头，同时行心电监测、呼吸监测及血氧监测。小儿全麻需麻醉科会诊除外全麻禁忌证，全麻术前禁食水的时间不宜完全按照成年人标准，婴幼儿全麻前禁食母乳的时间为 4 小时左右，禁食配方奶的时间为 6 小时左右，禁水的时间为 2 小时左右。麻醉成功后用开睑器开睑，使用双目间接检眼镜配合巩膜压迫器检查眼底，同时辅助使用广域视网膜成像系统小儿视网膜检查系统进行造影和照相记录。在这个治疗过程中，由于激光位置不易精确控制，激光斑大小和位置变异大，一般不适用于治疗黄斑部疾病。

31. 早产儿视网膜病变激光治疗

双目间接检眼镜下经瞳孔激光治疗是目前最普遍应用于

ROP 的治疗方式，由于激光治疗同样可以起到破坏周边部视网膜血管、减少细胞因子产生、避免刺激产生新生血管和继发视网膜脱离的作用，并减少对组织更多的损伤，已经逐渐取代了以往的视网膜冷冻治疗。由于氩离子激光有发生白内障的风险，目前多采用二极管激光。

适应证：Ⅰ型阈值前 ROP 和阈值 ROP 激光光凝治疗可以取得良好的效果；对于Ⅰ型 ROP 4B 和 5 期患者，即使行玻璃体视网膜手术也预后不良。激光治疗不适用于 4 期及 5 期 ROP 或退行期 ROP。

治疗方法采用双目间接检眼镜下使用二极管激光，在视网膜边缘的无血管区进行光凝治疗，接近但不包括嵴部。目标是整个周边无血管区视网膜都有分散的激光斑。通常先从有血管区的前缘开始一直到锯齿缘，必要时使用巩膜压迫器。靠近嵴部的激光治疗，每个激光烧灼点之间距离应小于 1/4 个光斑宽度。当移动到周边区时，距离可以增加到 1/2 ～ 1 个光斑宽度。通常在无血管区域，不同区域需要的能量和持续时间有所不同。二极管激光开始设置 150mW，持续时间 0.3 ～ 0.4 秒，这个能量通常是阈下能量。根据激光反应，以 50mW 为间隔进行调整，直到出现灰白的视网膜反应。根据使用的物镜和头戴检眼镜与患者的距离不同，激光斑点的大小也不同，推荐采用近距离融合性治疗。需要光凝的点数取决于无血管区的大小和激光斑点大小，可以从 600 ～ 2000 点不等。

　　由于患儿全身情况不允许、治疗时可视性差等原因，往往需要分多次治疗。如果没有病变退行的迹象甚至病情发展时，10 ～ 14 天后可以在嵴附近的遗漏区进行补充治疗。

　　需要注意的问题：为了避免出血，边缘区最好不要给予治疗；血压高的婴儿在治疗时可能出现视网膜出血；有晶状体血管膜的患者激光束的作用会相应降低，可以考虑与透巩膜二极管激光光凝联合应用；对于全身情况差的早产儿，可在医护人员配合下，在暖箱内单纯表面麻醉完成眼底检查。对于应当接受激光光凝治疗的患儿，可在新生儿监护和麻醉师的密切监控下完成治疗。治疗前向患儿家属充分交代麻醉风险，治疗后立即转入新生儿监护病房；应当充分权衡早产儿全身情况和 ROP 治疗时机，若患儿无法耐受治疗，可密切观察病情进展，适当延迟治疗。但 3 期到 4 期病变发展迅速，错过治疗时间窗后，疾病便难以控制。

　　随着目前临床上抗 VEGF 药物治疗的逐渐开展，联合应用抗 VEGF 和传统激光治疗对 ROP 的治疗效果不容忽视，特别是针对 AP-ROP 的患儿，推荐联合治疗。

　　激光治疗的并发症包括严重的炎症反应、前房积血、白内障和继发青光眼。ROP 激光治疗后的上述并发症和疾病本身的发展加重也有密切关系。因此，激光治疗后的观察随诊也非常重要，激光光凝手术后 3 个月内，主要观察病变消退情况，手术后激光反应良好者表现为附加病变消退，血管嵴消失，光凝斑融合形成色素斑块。因此，大部分研究选择首次激光治疗后 1 ～ 2 周复查，如果有光凝遗漏区、附加病变未减轻或病变继续加重甚至出现新的病变区域时，应及时补充光凝或接受药物治疗，严重者应进行手术治疗。光凝手术 3 个月后，根据美国多中心 ROP 冷冻研究（CRYO-ROP 研究），ROP 手术后远期主要观察视网膜不良结构后果，包括后极部视网膜脱离、晶状体后纤维血管膜和后极部视网膜皱褶（通常累及黄斑），同时随诊患儿的生长发育。ROP 治疗后随诊不仅局限于视网膜病变的稳定或变化，还需关注屈光状态、视功能等情况。

32. Coats 病激光治疗

Coats 病一般采取激光直接光凝异常扩张渗漏的视网膜血管网及血管瘤，达到封闭血管瘤和异常血管、减轻渗漏的目的，控制视网膜渗出并促进其吸收。由于此病的视力预后主要由黄斑是否受累决定，可在视网膜渗出累及黄斑之前进行激光治疗，能有效控制疾病进展。位于视网膜周边区域的病变，还需进行无灌注区的播散的光凝，避免因视网膜缺血缺氧导致的新生血管产生。同时，对周边视网膜血管的光凝还可使黄斑区视网膜渗漏减轻甚至消失。往往需要反复多次光凝，局部直接光凝时，有时需要对扩张瘤体反复激光光凝。

一般从低能量开始调整，逐渐增大达到 II 级光斑反应为宜，有时视网膜下渗出物明显或合并局部视网膜脱离，即使再增加激光能量也不能产生有效光斑，可先将局部视网膜渗出明显区域或视网膜脱离区域进行光凝包围，首先限制其发展，同时联合抗 VEGF 药物治疗，待患者视网膜下渗出吸收或视网膜脱离减轻后再行激光治疗（图 5，图 6）。

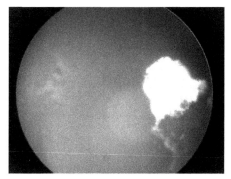 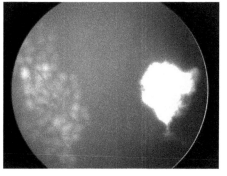

图 5　Coats 病患儿，男，5 岁，激光治　　图 6　Coats 病患儿，男，5 岁，激光治疗
　　　　疗前眼底彩像（彩图见彩插 4）　　　　　　后眼底彩像（彩图见彩插 5）

有些视网膜下液较多的患者可采用视网膜冷凝，待视网膜下液吸收后再补充光凝。对视网膜脱离严重的患者，则需要引流视网膜下液后，术中行光凝或冷冻治疗。我们自创了带自闭阀功能的穿刺引流视网膜下液方法，不仅可以有效地引流视网膜下液并进行激光治疗，还可以安全控制术中眼压，避免视网膜下液瞬间过度引流产生并发症。

Coats 病需要在激光治疗后 1 个月左右复查荧光血管造影（FFA），如果还存在残留的异常血管，可以补充光凝治疗。有时，某些区域异常血管萎缩闭塞会使其相应吻合血管内压力增加，导致其他区域渗漏的增加。即使成功治疗若干年后仍有复发的可能，因此需要长期随诊。

33. 家族性渗出性玻璃体视网膜病变激光治疗

FEVR（简称家渗）主要是由于胚胎时期视网膜发育障碍所致，其视网膜病变的特征性表现为周边视网膜，主要是颞侧周边视网膜的异常渗漏，无灌注区形成，产生新生血管。从激光治疗FEVR 的原理机制上看，激光对血管渗漏区进行光凝可以阻止其渗漏；光凝周边无灌注区可以抑制新生血管生成；对新生血管周围或对其本身进行直接光凝，可以限制其生长或促使其萎缩；对发生视网膜裂孔、牵拉，甚至局限视网膜脱离区域的周围进行堤坝包绕光凝，可以限制病变的范围，防止其进一步扩大。

对于较长时间内相对静止的无血管区域是否需要预防性激光治疗，临床上尚存在一定争议。主要原因是无灌注区内视网膜组织本身薄弱，过强的激光反应有可能导致医源性裂孔的产生。此外，当已经存在玻璃体视网膜牵拉病变时，激光治疗中的热凝固效应有可能引起过度损伤，加重视网膜牵拉。因此，对 FEVR 的激光治疗能量不宜过大，须从低能量开始调整，光斑反应以刚好达到灰白或白色 II 级反应为宜，堤坝光凝时，异常视网膜区域周围的小范围正常视网膜区域需要同时进行光凝治疗。病变区域广泛的患者，激光治疗可间隔一周左右分次进行。

我们的观点是 3 岁以下 FEVR 患儿（如周边视网膜渗出活跃明显且存在无灌注区），可考虑对病变区域进行直接激光治疗。3 岁以上患者尤其要警惕视网膜裂孔发生和玻璃体视网膜牵拉加重，对无灌注区光凝应慎重，选择对病变区域的后缘进行堤坝加固光凝更为安全。

FEVR可伴发孔源性视网膜脱离或牵拉性视网膜脱离，对于大多数孔源性视网膜脱离患者，可选择巩膜扣带术。术中视网膜冷冻不仅可以封闭视网膜裂孔，对异常血管区域进行冷冻治疗也可以起到和激光治疗相同的作用。牵拉性视网膜脱离（如选择玻璃体手术），术中解除玻璃体视网膜牵拉后，对病变区域直视下直接光凝，效果确切，安全性也高。

FEVR激光治疗后需注意复查随诊，由于FEVR一般是双眼疾病，双眼的轻重程度可以不同，临床上对症状明显、病情重的一只眼进行了诊断治疗后，必须同时详查对侧眼的视网膜，必要时进行早期干预治疗，且患儿父母双方也需要同时进行此病的筛查诊断。如果FFA显示新生血管未消退或出现新的病变区域，可考虑补充光凝治疗，对于视网膜新生血管活跃旺盛明显者，也可联合抗VEGF治疗。

参考文献

1. Skuta G L，Cantor L B，Weiss J S，et al.Pediatric ophthalmologyand strabismus.San Francisco：American Academy of Ophthalmology，2011.

2. Cryotherapy for retinopathy of prematurity cooperative group.Multicenter trial of cryotherapy for retinopathy of prematurity.Arch Ophthalmol，2001，119：1110-1118.

3. Olitsky S E，Nelson L B.Pediatric clinical ophthalmology.London：Manson

Publishing, 2012.

4. 魏文斌，史雪辉. 同仁眼底激光治疗手册. 北京：人民卫生出版社，2014.

5. 魏文斌. 同仁间接检眼镜临床应用手册. 北京：人民卫生出版社，2014.

6. 张惠蓉. 眼底病激光治疗. 北京：人民卫生出版社，2012.

7. Vogel R N, Strampe M, Fagbemi O E, et al. Foveal Development in Infants Treated with Bevacizumab or Laser Photocoagulation for Retinopathy of Prematurity. Ophthalmology, 2018, 125 (3)：444-452.

8. Liang J. Systematic review and meta-analysis of the negative outcomes of retinopathy of prematurity treated with laser photocoagulation. Eur J Ophthalmol, 2018 (1)：1120672118770557.

9. Li S, Deng G, Liu J, et al. The effects of a treatment combination of anti-VEGF injections, laser coagulation and cryotherapy on patients with type 3 Coat's disease. BMC Ophthalmol, 2017, 17 (1)：76.

10. Lu YZ, Deng GD, Liu JH, et al. The role of intravitreal ranubizumab in the treatment of familial exudative vitreoretinopathy of stage 2 or greater. Int J Ophthalmol, 2018, 11 (6)：976-980.

11. Tauqeer Z, Yonekawa Y. Familial Exudative Vitreoretinopathy：Pathophysiology, Diagnosis, and Management. Asia Pac J Ophthalmol (Phila), 2018, 7 (3)：176-182.

（周　丹　整理）

儿童眼弓蛔虫病

34. 眼弓蛔虫病的发病机制

眼弓蛔虫病由 Wilder 于 1950 年首次提出，当时命名为线虫相关性眼内炎，是人感染犬或者猫弓蛔虫病后导致的眼部葡萄膜炎。犬和猫是弓蛔虫的最终宿主，弓蛔虫卵经猫或狗的粪便排入到外界环境中，经 2～4 周孵化为具有感染性的幼虫。游乐场和沙滩由于经常被猫狗等动物光顾，因此是容易被弓蛔虫卵污染的场所。有研究显示以上场所土壤标本中弓蛔虫的污染率高达 40%，儿童由于经常光顾上述场所，并且卫生意识较差，更容易误食，所以感染率较高。人类误食被弓蛔虫卵污染的食物后，是否有临床症状取决于误食弓蛔虫的量、幼虫是否在体内游走及机体对其产生的免疫反应等因素。

弓蛔虫幼虫经血液游走至眼后节处，导致眼部免疫反应发生，诱发眼部炎症改变，导致一系列临床症状出现。

35. 眼弓蛔虫病的临床特点

1988—1994 年，美国健康与营养调查报告显示美国人群中血弓蛔虫检测阳性率达 14%，但是血液检测阳性尚不能提示是否临床发病，且酶联免疫吸附试验结果阳性尚不能鉴别既往感染和感染活动期。Maetz 等于 1987 年对美国亚拉巴马州的眼科医生进行为期 1 年的调查问卷研究，结果显示眼弓蛔虫病的发病率为 1/1000。Dana 等于 2010 年通过美国眼科学会向 3020 名眼科医生发起问卷调查，搜集 2009 年 9 月至 2010 年 11 月诊断为眼弓蛔虫病的 159 例患者的病历资料，统计结果显示所有患者均单眼发病，平均发病年龄为 11.5 岁，男性患者占 45%，69% 的患者来自城镇地区。

36. 眼弓蛔虫病的临床表现和分型

患者多单眼发病，以视力下降、眼红、眼痛、眼前漂浮物或畏光等症状就诊，眼底检查表现为玻璃体层状混浊和（或）视网膜肉芽肿样改变。根据肉芽肿有无以及病变部位可以将该病分为 3 种临床类型：①周边肉芽肿型：肉芽肿位于周边视网膜，呈局限性隆起的白色团块，其周绕以不同程度的增殖膜、色素瘢痕和（或）牵拉性视网膜脱离；②后极肉芽肿型：肉芽肿位于后极部，呈局部隆起的白色团块，通常小于一个视盘直径大小；③眼内炎型：表现为较重的玻璃体混浊，没有明确的肉芽肿样改变（图7）。

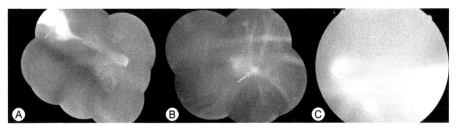

注：A 周边肉芽肿型；B 后极肉芽肿型；C 眼内炎型。

摘自：Liu J, Li S, Deng G, et al. Ultrasound biomicroscopic imaging in paediatric ocular toxocariasis. Br J Ophthalmol, 2017, 101(11): 1514-1517.

图 7 眼弓蛔虫病的临床类型（彩图见彩插 6）

北京同仁医院搜集 2012 年 11 月至 2016 年 2 月 41 例病例共 41 眼，全部为单眼发病，发病年龄平均为 7.32 岁，男性患者多见（63.4%，26/41），来自农村的患者居多（85.4%，35/41），75.6% 的患者有猫或狗接触史，病变类型以周边肉芽肿型多见（53.7%，22/41）。

未经治疗的眼弓蛔虫病可合并以下并发症：眼球萎缩、视网膜皱褶、视网膜脱离、黄斑区肉芽肿导致的黄斑瘢痕、弱视及并发性白内障等。视力下降多由玻璃体混浊、囊样黄斑水肿及牵拉性视网膜脱离导致。

37. 眼弓蛔虫病的实验室检查

弓蛔虫的血清流行病学调查结果在不同国家、地区、人群中的差异较大。有研究发现，成年人阳性率为 4% ～ 46%，学龄儿童可高达 77.6%。Akiyama 和 Ohta 检测了感染了犬弓蛔虫的兔眼内液特异性 IgG、IgA 、IgM、IgE，发现仅有 IgG 具有诊断价值。但是血清中 IgG 抗体可持续存在超过 4 年，不能及时反映疗效，而 IgE 在治疗后显著下降，联合嗜酸性粒细胞计数值可监测疗效。

另外，利用 ELISA 检测血清 IgG 抗体后对阳性者行 Westernblot 试验复核，可提高眼弓蛔虫病诊断准确率。de Viser 等报道了 3 例眼内液犬弓蛔虫特异性 IgG 阳性的儿童，其血清学检测结果均为阴性，认为检测眼内液特异性抗体有重要的临床价值。若同时检测眼内液抗体效价，计算 GW 系数 ［（特异性眼内液 IgG 抗体／特异性血清 IgG 抗体）／（眼内液总 IgG 抗体／血清总 IgG 抗体）］ 大于 3 为阳性，也有助于诊断血清抗体效价低的患者。

38. 眼弓蛔虫病的眼部超声检查

眼弓蛔虫病多合并不同程度的玻璃体混浊而导致间接检眼镜下眼底细节难以窥清，眼部彩色多普勒超声检查可以明确合并屈光间质混浊患者眼后段病变情况，如是否合并视网膜脱离。由于该病玻璃体混浊位于肉芽肿的周围呈典型的"分层征"，故在眼部超声检查尤其是后部肉芽肿型的患者，超声图像显示玻璃体的混浊呈层状围绕于肉芽肿周围，呈现较为典型的"圣诞树"样外观，这种超声学表现在该病可能具有一定的特异性（图 8）。

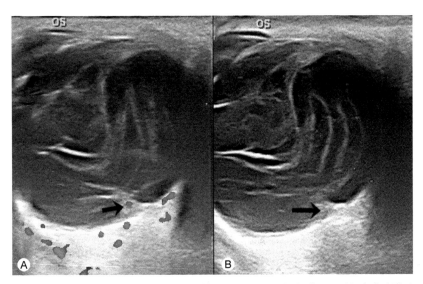

注：A 眼部彩色超声显示眼弓蛔虫病患眼玻璃体混浊呈"圣诞树"样外观，后极肉芽肿附近可见血流（黑色箭头）；B 眼部黑白超声检查显示同一患者玻璃体混浊形态。

摘自：Liu J，Li S，Deng G，et al. Ultrasound biomicroscopic imaging in paediatric ocular toxocariasis. Br J Ophthalmol，2017，101（11）：1514-1517.

图 8　眼弓蛔虫病患者眼部超声（彩图见彩插 7）

　　周边肉芽肿型眼弓蛔虫病患者占据一定的比例，眼前节超声生物显微镜（Ultrasound biomicroscopy，UBM）检查在该类型患者前节病变检查中具有一定的优势，既往研究显示眼弓蛔虫病患者 UBM 表现为周边视网膜、睫状突附近的玻璃体膜样混浊，有的伴有明显的牵拉，导致局部睫状体上腔渗漏，而周边肉芽肿在 UBM 表现为假囊样玻璃体团块状混浊，其可能为该病相对特异性的表现（图 9），对于该病的诊断具有一定的辅助价值。

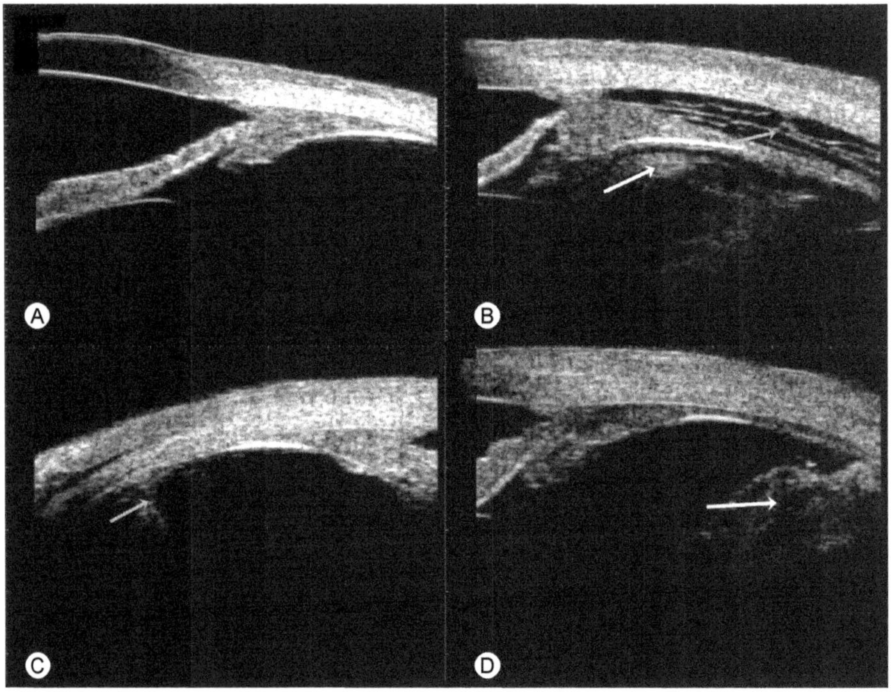

注：A 正常眼前节周边玻璃体未见异常；B 眼弓蛔虫病患眼周边玻璃体混浊（白色箭头），睫状体上腔受牵拉渗漏（红色箭头）；C 眼弓蛔虫病患眼周边纤细玻璃体混浊伴牵拉（红色箭头）；D 眼弓蛔虫病患眼周边玻璃体假囊样改变（白色箭头）。

摘自：Liu J，Li S，Deng G，et al. Ultrasound biomicroscopic imaging in paediatric ocular toxocariasis. Br J Ophthalmol，2017，101（11）：1514-1517.

图 9　眼弓蛔虫病患者 UBM 表现（彩图见彩插 8）

39. 眼弓蛔虫病的诊断

眼弓蛔虫病患者多以视力下降、眼红、眼痛、畏光等主诉就诊，单眼多见，眼底表现为玻璃体层状混浊，眼底相对典型的周边或者肉芽肿样改变，加之多数患者有幼犬和幼猫密切接触史，基本可以确定眼弓蛔虫病的诊断。另外，可以进行血清和（或）眼内液特异性抗体的检测，进一步明确诊断。

40. 眼弓蛔虫病的治疗

激素治疗是该病的首要选择，给药方式有局部点眼、眼周注射和口服用药等方式，目的在于减轻炎症反应，既往文献均显示效果良好。如果同时合并较重的眼前节反应，可加用局部散瞳药点眼防止虹膜粘连。

眼弓蛔虫病患者全身应用抗蠕虫药的必要性目前尚不十分明确，因为眼部病变主要是由于免疫反应引起的。既往有研究建议抗蠕虫药联合激素治疗眼弓蛔虫病，只是病例数较少，而且有研究显示抗蠕虫药难以消除人体内的弓蛔虫幼虫，因此，抗蠕虫药目前临床应用的报道较少。

眼弓蛔虫病导致的玻璃体混浊牵拉及视网膜脱离是玻璃体手术的适应证，也是目前眼弓蛔虫病治疗研究的热点。随着玻璃体手术技术和设备的改进，玻璃体手术的安全性进一步增加，越来越多的研究者建议该病早期即行玻璃体手术解除牵拉，去除混浊的屈光间质，同时给予玻璃体注射激素治疗，远期效果尚待进一步研究。由于周边肉芽肿型眼弓蛔虫病患者可合并周边牵拉性视网膜脱离，因此术前必须对周边视网膜病变的位置和程度进行确认，必要时进行 UBM 检查，明确周边病变的钟点位置，以指导玻璃体手术巩膜切口位置制作，避免医源性视网膜裂孔形成（图 10）。

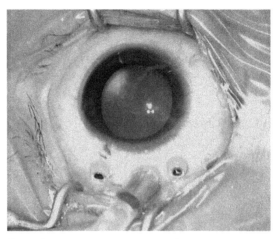

图 10　眼弓蛔虫病患眼行玻璃体手术，为避开周边玻璃体视网膜病变区，调整切口的钟点位置（眼内灌注由常规的颞下或鼻下象限改为上方）（彩图见彩插 9）

41. 眼弓蛔虫病的预防

随着中国城镇化水平的提高及宠物饲养的增加，公共场合如沙坑和游戏场所犬、猫等宠物数量增加，该病发病率可能有一定的升高，具体依赖公共卫生学的进一步流行病学调查。同时加强宣传，提高公众对该病认知度，提高防御能力，督促动物疫苗防疫工作的普及，做到提前预防。

参考文献

1. Despommier D. Toxocariasis：clinical aspects，epidemiology，medical ecology，and molecular aspects. Clin Microbiol Rev，2003，16（2）：265-272.

2. Rubinsky-Elefant G，Hirata CE，Yamamoto JH，et al. Human toxocariasis：

diagnosis, worldwide seroprevalences and clinical expression of the systemic and ocular forms. Ann Trop Med Parasitol, 2010, 104 (1): 3-23.

3. Taylor M R.The epidemiology of ocular toxocariasis.J Helminthol, 2001, 75 (2): 109-118.

4. Stewart J M, Cubillan L D, Cunningham E T. Prevalence, clinical features, and causes of vision loss among patients with ocular toxocariasis.Retina, 2005, 25 (8): 1005-1013.

5. Woodhall D, Starr M C, Montgomery S P, et al.Ocular toxocariasis: epidemiologic, anatomic, and therapeutic variations based on a survey of ophthalmic subspecialists. Ophthalmology, 2012, 119 (6): 1211-1217.

6. Glickman L T, Schantz P M. Epidemiology and pathogenesis of zoonotic toxocariasis.Epidemiol Rev, 1981, 3: 230-250.

7. Chorazy M, Richardson D.A survey of environmental contamination with ascarid ova, Wallingford, Connecticut.Vector Borne Zoonotic Dis, 2005, 5 (1): 33-39.

8. Pivetti-Pezzi P. Ocular toxocariasis. Int J Med Sci, 2009, 6 (3): 129-130.

9. Wilkinson C P, Welch RB.Intraocular toxocara.Am J Ophthalmol, 1971, 71 (4): 921-930.

10. Gillespie S H, Dinning W J, Voller A, et al. The spectrum of ocular toxocariasis. Eye (Lond), 1993, 7: 415-418.

11. Campbell J P, Wilkinson C P.Imaging in the diagnosis and management of ocular toxocariasis.Int Ophthalmol Clin, 2012, 52 (4): 145-153.

12. Arevalo J F, Espinoza J V, Arevalo F A. Ocular toxocariasis. J Pediatr Ophthalmol Strabismus, 2013, 50 (2): 76-86.

13. Rodman J, Pizzimenti J. In vivo diagnostic imaging of ocular toxocariasis.Clin Exp Optom, 2009, 92 (2): 146-149.

14. Böker T, Spitznas M.Ultrasound biomicroscopy for examination of the sclerotomy site after pars plana vitrectomy. Am J Ophthalmol, 1994, 118 (6): 813-815.

15. Pavlin C J, Harasiewicz K, Sherar M D, et al. Clinical use of ultrasound biomicroscopy.Ophthalmology, 1991, 98 (3): 287-295.

16. Pavlin C J, Easterbrook M, Hurwitz J J, et al. Ultrasound biomicroscopy in the assessment of anterior scleral disease. Am J Ophthalmol, 1993, 116: 628-635.

17. Kwon S I, Lee J P, Park S P, et al. Ocular toxocariasis in Korea.Jpn J Ophthalmol, 2011, 55 (2): 143-147.

18. Stewart J M, Cubillan L D, Cunningham E T, et al. Prevalence, clinical features, and causes of vision loss among patients with ocular toxocariasis.Retina, 2005, 25 (8): 1005-1013.

19. De Visser L, Rothova A, De Boer J H, et al. Diagnosis of ocular toxocariasis by establishing intraocular antibody production. Am J Ophthalmol, 2008, 145 (2): 369-374.

20. Foster F S, Pavlin C J, Harasiewicz K A, et al. Advances in ultrasound biomicroscopy. Ultrasound Med Biol, 2000, 26 (1): 1-27.

21. Cella W, Ferreira E, Torigoe A M, et al. Ultrasound biomicroscopy findings

in peripheral vitreoretinal toxocariasis. Eur J Ophthalmol，2004，14：132-136.

22. Tucker S M，Hurwitz JJ，Pavlin C J，et al. Scleral melt after cryotherapy for conjunctival melanoma. Ophthalmology，1993，100（4）：574-577.

23. Tran V T，Lumbroso L，LeHoang P，et al.Ultrasound biomicroscopy in peripheral retinovitreal toxocariasis. Am J Ophthalmol，1999，127（5）：607-609.

24. Liu J，Li S，Deng G，et al. Ultrasound biomicroscopic imaging in paediatric ocular toxocariasis. Br J Ophthalmol，2017，101（11）：1514-1517.

（刘敬花　整理）

合并眼底病变的斜弱视诊疗

42. 视觉早期筛查

影响婴幼儿视力的主要眼病中弱视是引起视力异常的最主要原因。中国儿童弱视的患病率约为 2.8%，斜视的患病率为 1% ～ 3%。我国儿童屈光不正的患病率高（ > 33% ）是众所周知的，其中屈光参差、高度远视性屈光不正可形成弱视。中国先天性白内障的发病率约为 0.05%，先天性上睑下垂的发病率约为 0.15%。视网膜母细胞瘤（RB）、早产儿视网膜病变（ROP）直接破坏眼部结构而影响视力，如不及时治疗可导致不可恢复性损害甚至危及生命。

RB 是儿童最常见的原发性眼内恶性肿瘤，也是治愈率最高的癌症之一，在中国活产儿中发病率为 1/23 160 ～ 1/11 800，中国每年新增 RB 约 0.6 万人。ROP 已成为高收入国家儿童致盲的首要原因，早产儿年发病率高达 20%。近年来，随着经济水平的提高，中国 ROP 的患病率也在逐年上升，2001 年、2006 年和 2012 年报道的 ROP 发病率分别为 8.1%、11.8% 和 15.8%。目前中国每年有 166 万早产儿出生，每年新增 ROP 约 26 万人，但早期发现的 ROP 治愈率可达到 90% 以上。全国盲校中，因 ROP 致盲的占到 37.9%。

对于视觉发育相关性疾病，在婴幼儿时期，即视觉发育的关键期，开展视觉相关危险因素的筛查是早期发现和治疗的关键措施。

对于整个 0～3 岁时间段，有必要根据特定的筛查目标确定科学合理的筛查时间，保证筛查的及时性、有效性。因此，将 0～3 岁时间段分为 3 个阶段：一阶段为 0～1.5 个月，二阶段为 1.5～6 个月，三阶段为 6 个月～3 岁。一阶段的筛查重点为 ROP，建议将出生体重 < 2000g 的早产儿和低出生体重儿列为强制筛查对象；二阶段的筛查重点为斜视及先天性眼病，建议所有婴幼儿接受筛查；三阶段的筛查重点为斜视、弱视、高度屈光不正、屈光参差及 RB，建议所有婴幼儿接受筛查。同时，在前一阶段筛查中经眼科检查证实为异常的患儿应在其后的筛查阶段中列为重点随访对象。筛查次数：一阶段筛查 1 次，二阶段可分别在 3 个月、6 个月各筛查 1 次，三阶段可分别在 1 周岁、2 周岁、3 周岁各筛查 1 次。0～3 岁婴幼儿总的筛查次数为 6 次（图 11）。

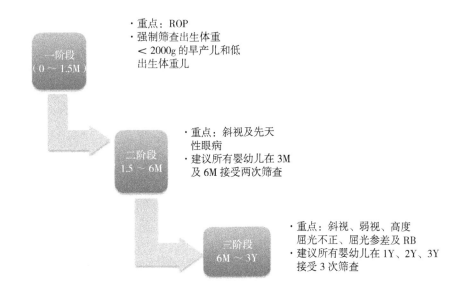

图 11　0～3 岁筛查目标和筛查时间（彩图见彩图 10）

北京同仁医院眼科中心，小儿眼科 & 斜弱视组自 2012 年起采用国际标准的 Teller 视敏度卡，对 3 岁以下，无表达能力的婴幼儿，先天性白内障、先天性眼底病变或神经系统发育异常的儿童进行视力筛查，最小患者 3 个月，目前检测患者超过 500 例（1000 只眼），在建立低龄儿童视力检测数据库，同时探索制定婴幼儿无晶状体眼的屈光矫正规范化治疗方案。

43. 合并眼底病变患儿的视觉康复

合并眼底病变患儿的治疗是一项系统工程，手术作为治疗的第一步，视力的恢复还有赖于合理的光学矫正和科学规范的视功能康复。视力发育在 2 岁以内为关键期，2～5 岁为敏感期，6～12

岁为可塑期。视力的发育与年龄相关，应早期治疗。

（1）矫正屈光不正

正确的屈光检查及合理地配戴眼镜。由于低龄儿童玻璃体视网膜联合手术后，无晶状体眼的超高度远视（+20.0D 左右）的矫正国内仍以配戴框架眼镜为主。由于框架眼镜镜片的棱镜效应，眼轴和视轴偏移到了框架眼镜的周边，而不是眼镜的中央，这部分患者很难通过配戴框架眼镜达到很好的视力，导致视力不能得到有效地提高，也增加了眼球震颤、斜视发生和发展的风险。接触镜可以有效减小光学像差和畸变，尤其对于单眼无晶状体眼患儿，配戴接触镜使双眼间物像差异降至 5%～ 7%，促进了婴幼儿双眼单视功能及融合功能的发育。此外，接触镜还具有减轻眼球震颤、获得更大视野、改善外观等优势，是发达国家和地区婴幼儿无晶状体眼的首选屈光矫正方式，在术后及时配戴，可使患者的预后视力得到明显提高。而如果过早植入人工晶状体，后发性白内障、虹膜后粘连、瞳孔变形、近视漂移等并发症较多，会严重影响患儿视功能的恢复。

值得一提的是，美国无晶状体眼治疗研究小组（The Infant Aphakia Treatment Study，IATS）的临床随机对照研究报道，合并有轻微婴儿持续性胎儿血管（PFV）的无晶状体眼患者配戴软性角膜接触镜，1 岁时的视力与其他类型的单眼白内障患儿术后的视力相等。因此，建议有条件的家长学习试戴角膜接触镜，更好地促进患儿视力发育。

1994 年，北京同仁医院隐形眼镜中心首先将硬性透气性接触镜（rigid gas permeable contact lens，RGPCL）引进中国，为 6000 余例圆锥角膜、外伤无晶状体、先天性白内障术后无晶状体眼等患者验配 RGPCL。其中，先天性白内障晶状体摘除术后配戴 RGPCL 患儿 12 例，最小年龄为 8 周，2 例 5 岁以上患儿，复查视力均能达到 0.7 以上，接近发达国家儿童矫正视力（图 12）。

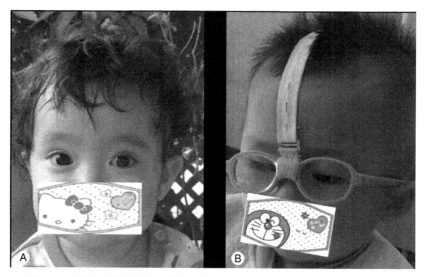

注：A 患儿，女，左眼为无晶状体眼。3 月龄配戴 RGPCL，Teller 视敏度卡测试右眼：6 月龄，1.6cy/cm；12 月龄，3.2cy/cm。B 患儿，男，右眼为无晶状体眼。4 月龄配戴 +22.50D 框架眼镜，Teller 视敏度卡测试右眼：5 月龄，0.43cy/cm；12 月龄，0.86cy/cm。右眼内斜视 +10° ～ 15°，右眼固视困难。

图 12 儿童矫正视力（彩图见彩插 11）

（2）弱视训练

弱视的疗效与治疗的年龄和注视性质相关，年龄越小，中心注视者，疗效越好。弱视训练包括以下方法：①遮盖法：改变注视环境，促进弱视眼使用和发育。单眼弱视，遮盖健眼；双眼弱视，双眼视力相差2行以上，交替遮盖（图13）。美国眼科学会临床指南（PPP）推荐，近来的随机临床试验表明，治疗7岁以下的重度弱视（视力0.16～0.2）儿童，每天给予6小时遮盖可以产生与全时间遮盖疗法（但在清醒时间有1小时不加遮盖）相似程度的视力提高；中度弱视（视力0.25～0.5）的儿童每天给予2小时遮盖可以产生与每天6小时遮盖相似程度的视力提高。至少10岁以前的儿童，遮盖疗法所获得的治疗益处是稳定的。②增视法：训练黄斑注视能力。③视觉刺激疗法。④红色滤光片疗法。⑤精细作业。⑥增视能系列训练软件。⑦正位视训练（图14）。在治疗领域上，一些基于双眼相互作用机制的尝试打开了思路：通过特殊的生动多彩的3D游戏，用双眼刺激程序同样可以治疗单眼弱视。Hess以双眼视觉通路的策略成功逆转了健眼对弱视眼的竞争性压抑，而且还有双眼融合功能。

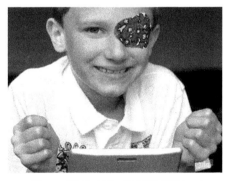 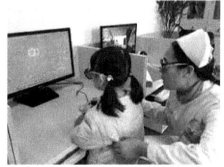

图13 遮盖疗法（彩图见彩插12）　　图14 正位视训练（彩图见彩插13）

44. 合并眼底病变患儿的随诊评估

随诊评估的目的是检查患儿对治疗的反应，如有必要，则调整治疗方案。确定弱视眼的视力、斜视度数、屈光度的变化，以及双眼视功能等是随诊评估的主要目标，但是随诊间期的病史，特别是对诊疗计划的依从性、治疗的不良反应，以及对侧眼的视力、屈光度的变化，眼轴的增长情况，对评估患儿双眼的发育情况都是非常重要的。对儿童进行检查常常是困难的，随诊期间一个协调的团队和舒适的环境对检查是有帮助的。对于儿童来说，采用相似的视力表和提供舒适的环境进行检查可以获得更可靠的随诊结果。

通常，随诊检查应当安排在开始治疗后的 2 ～ 3 个月进行，但时间的安排应根据治疗的强度和患儿的年龄而有所不同。根据随诊检查的结果及对治疗依从性的评估，治疗方法需要进行如下调整：

如果双眼的视力没有改变，可考虑增加治疗的强度，或在恰当的时候改变治疗方法。例如，将遮盖对侧眼的时间从每天 2 小时增加到每天 6 小时，或者改为药物压抑疗法。

如果弱视眼的视力提高，对侧眼的视力稳定，继续同样的治疗方法。

如果弱视眼的视力下降，对侧眼的视力稳定，再次核查屈光状态，检查视力和瞳孔，更仔细地评估治疗的依从性。一些儿童尽管对治疗的依从性好，但是仍然不能显示视力的增加。在这些病例中，应该考虑有无合并其他病变，如视神经发育不良、细微的黄斑部异常或其他病变。

如果对侧眼的视力下降，考虑为可逆性弱视，再次复核双眼的屈光状态，检查视力，考虑有无合并其他病变的可能。如果做出可逆性弱势的诊断，应当中止治疗，在几周内进行随诊。随诊时应当再次检查视力，确定再次进行弱视治疗之前，视力是否会恢复到治疗前的水平。

在小于 12 岁的儿童中，视力稳定在正常或者接近正常水平，可以减少遮盖。

当眼科医生确信患儿已经获得最好的视力时，治疗的强度应当逐渐减少，直至维持治疗。维持治疗的方法包括部分时间遮盖、全时间或部分时间的光学压抑疗法和应用部分时间睫状肌的压抑疗法。

当治疗减少时弱视眼的视力能够维持，可以停止治疗，但是仍然要进行有计划的随诊，因为大约 1/4 治疗成功的弱视儿童在停止治疗的第 1 年内复发。

治疗的结果可能有赖于患者对诊疗计划的依从性，因为患儿不喜欢遮盖、使用眼镜或者滴眼药水，因此治疗的依从性常常会受到影响。了解诊断和治疗理由的患儿家长更有可能依从治疗建议。国外一项研究对开始进行弱视遮盖治疗的 4 岁儿童应用卡通故事教育进行讲解，显示他们对诊疗计划的依从性提高。获得较年长儿童对治疗项目的认同也是十分重要的。加强沟通会产生较好的结果，所以，书面的指导对于家长理解、记住和强化实施计划是有帮助的。

参考文献

1. 赵堪兴，史学锋 . 学习新版临床指南进一步规范弱视诊断治疗 . 中华眼科杂志，2014，50（7）：481-484.

2. 美国眼科学会 . 眼科临床指南 . 赵家良，译 .2 版 . 北京：人民卫生出版社，2013：589-627.

3. Morrison D G，Wilson M E，Trivedi R H，et al. Infant Aphakia Treatment Study：effects of persistent fetal vasculature on outcome at 1 year of age. J AAPOS，2011，15（5）：427-431.

4. He M，Huang W，Zheng Y，et al. Refractive error and visual impairment in school children in rural southern China. Ophthalmology，2007，114（2）：374-382.

5. He M，Zeng J，Liu Y，et al. Refractive error and visual impairment in urban children in southern china. Invest Ophthalmol Vis Sci，2004，45（3）：793-799.

（焦永红　郭　瑞　整理）

视网膜母细胞瘤

视网膜母细胞瘤（retinoblastoma RB）是婴幼儿常见的眼内恶性肿瘤，占儿童致盲原因的 5%，未经治疗死亡率极高。近年来，随着 RB 系统性综合性治疗方案的推广和实施，RB 患儿整体生存率得到显著提高。在中国，每年报道新发该病例约 1300 例，约 85% RB 患儿发病年龄小于 5 岁。随着婴幼儿生后眼底筛查的普及，RB 患儿可以得到早期诊断和及时的治疗。然而，在医疗条件较差的偏远地区，医疗卫生技术及知识不能普及，RB 患儿就诊时病情仍多处于中晚期。上述这些原因不仅导致 RB 患者表现多样，而且也导致 RB 患者预后存在明显差异。本文在结合相关文献及治疗大量 RB 的临床实践经验基础上，对 RB 诊疗过程中存在的几个值得关注的问题加以探讨。

45. 视网膜母细胞瘤临床表现的多样性

白瞳症是婴幼儿期 RB 最为常见的临床表现，大多数患儿父母因发现患儿眼瞳孔区出现黄白色反光而就诊，但对于年龄较大患者，视力减退、视物模糊多是其首诊症状。婴幼儿期 RB 除典型的"白瞳症"表现以外，一些非典型临床表现也经常可见，约占 RB 患儿首诊症状的 15%，主要包括眼红、畏光、视力下降、斜视、前房积血积脓、眼球突出等。眼红、畏光、前房积血等体征的出现，多代表 RB 患儿已经发生了新生血管性青光眼，眼压升高导致的症候群；眼球突出则提示 RB 瘤体已经突破眼球壁，存在眶内转移的可能，也不排除眼压升高导致角巩膜葡萄肿，眼球体积变大的可能性；视力下降、眼斜多代表 RB 所累及视网膜范围较广，患眼视功能破坏严重，导致失用性斜视的出现，同时也反映了患儿病史较长这一特点。有时 RB 患儿表现为玻璃体积血，如恰巧还因眼部外伤而就诊，由于患儿年龄小，不能对眼部病情做出真实完整的描述，此时最容易影响到医生的正确诊断，并易造成误诊。

仅表现为前房积脓的 RB 少见，这种 RB 患儿的前房积脓是一种假性积脓，并非微生物感染导致。积脓一般表现为灰白色，由于其为瘤体细胞在前房中的集聚，瘤细胞之间粘连疏松，故这种前房积脓可以随着体位的变化而变化，呈现出一种漂浮状态。一般而言，发生前房积脓的 RB，其瘤体位置多数位于眼球赤道前部，尤其位于睫状体附近更为常见，甚至个别情况下，眼球内瘤体不明显，而前房积脓却已发生。前房内肿瘤细胞浸润一般提示该患儿愈后较差，也有研究结果与这一观点相左。Baroni 等随访 67 例前房有侵袭的 RB 患儿，认为该类患儿 5 年生存率较对照组无明显差异。这就提示 RB 前房浸润与其预后的关系仍需进一步观察研究。

RB 不仅发生于婴幼儿，也可发生于年长儿和成年人，只是其发生率明显较低而已。文献报道，成人 RB 患者年龄跨度可由 18 ～ 74 岁，而最集中的发病年龄还是 30 岁左右。成年人发生 RB 时，以白瞳症就诊极为罕见，往往因为视力减退、视功能下降而就诊，如果合并玻璃体积血、葡萄膜炎、眼内炎、白内障或伪装综合征时，往往使该病的诊断较为困难。目前有关年长儿及成年人发生迟发性 RB 的假说主要有两种：一种假说认为这可能是极少数胚胎视网膜细胞持续存在，以后发生恶变，导致 RB 发生；另一种假说认为这种迟发性 RB 可能是从前未诊断出的自发退化的 RB 再度活化生长所致。其中，RB 自发退化的原因包括肿瘤血供不足、局部因素的钙毒性作用、Rb 基因表现度差异、免疫因素等，但具体病理机制仍需研究。

46. 视网膜母细胞瘤检查方法的选择

对于常见的 RB 患者，根据其眼部表现，尤其是典型眼底改变，再结合影像学检查结果，一般可以明确诊断。目前，眼部检查建议在全身麻醉下，采用广域数字化小儿视网膜图像系统（RETCAM）检查，该系统是儿童眼底筛查的重要手段。对于 RB 患儿而言，其是评估肿瘤分期、肿物化疗敏感性、随访健眼眼底情况的必备检查。该检查对肿物观察更直观，连续性更强，配合巩膜压迫器的使用可以看到整个视网膜情况，必要时可一次性完成检查和局部激光及冷冻治疗，减少对患眼的反复刺激。

影像学检查在诊断 RB 中也有非常重要的作用。一般常用的影像学检查包括眼部 B 超、CT、MRI 等。眼部 B 超扫描可以对眼内是否存在占位性病变做出基本判断，RB 在 B 超影像学上主要表现为与眼球壁相连的半球形或不规则形的中等回声实性占位，因其内部钙化灶，可见肿物回声不均伴声影。B 超检查操作简单、费用低，不会给患者带来较大经济负担。眼眶 CT 是辅助诊断 RB 最为重要的检查，其特点是能较好地反映肿物内部的钙化，90% 以上的 RB 患眼 CT 影像可呈现点片、团块状钙化，CT 值 >100Hu。对于没有外伤史的患儿，眼球内出现钙化斑，尤其是钙化斑位于玻璃体腔者，首先要考虑 RB 的可能，一般可以根据此做出定性诊断。值得注意的是，并非所有 RB 患儿都出现典型钙化斑，此时就可出现眼底检查发现实性占位，而 CT 影像学扫描未见特征性钙化样改变的结果。对于这种诊断为可疑性 RB 患者，有时可采用诊断性化疗来进行鉴别。例如，给予 1 ～ 2 个疗程化疗，如果再次检查眼底发现视网膜占位性肿物体积变小或出现钙化结晶，说明这种病变应为 RB，否则，需要考虑其他病变的可能。眼眶 MRI 可以较好地反映 RB 瘤体对眶内软组织及视神经的浸润情况。RB 瘤体 T1WI 呈低或中等信号，T2WI 呈中等或高信号，可见灶内强化。总体而言，MRI 在定性诊断 RB 中的价值较 CT 弱，但其在观察和判断 RB 对眶内软组织，尤其对视神经等的浸润情况，其价值要高于 CT。另外，从卫生经济学角度来看，MRI 较 CT 花费高，这也是 MRI 检查存在的不足。

47. 视网膜母细胞瘤的鉴别诊断

RB 常需要与以"白瞳症"为表现的各类眼科疾病相鉴别。白瞳症是眼科的一种临床表现，由于混浊晶状体、玻璃体，或视网膜肿物遮蔽了正常眼底反光所致。需要与 RB 进行鉴别诊断的疾病包括：

（1）白内障

主要包括先天性白内障和并发性白内障。先天性白内障为出生时即已经存在晶状体混浊，其发病率约为 0.4%，发病可能与遗传、孕早期病毒感染、晶状体发育期营养代谢失常等因素相关。主要表现为双眼或单眼的瞳孔区发白，可伴有眼震、斜视及其他眼部发育异常。而 RB 患眼也可因肿物刺激导致晶状体发生混浊，发生并发性白内障，尽管这种情况发生的概率较低，但应该重视。先天性白内障患儿在眼底情况不明时，应该行眼部 B 超或 CT 等检查，初步判断眼底情况，以除外 RB 可能。

（2）Coats 病

又称外层渗出性视网膜病变，好发于儿童及青少年，男性为主，多单眼发病。眼底主要表现为大量黄白色渗出，成簇胆固醇结晶伴出血，血管梭形或球形扩张；晚期可并发视网膜脱离，导致眼球萎缩。CT 扫描个别患者可出现钙化斑，但其程度较 RB 为弱。有时与 RB 较难鉴别。

（3）永存原始玻璃体增生症（PHPV）

原始玻璃体纤维和血管残留物存在于视神经表面与晶状体之间，胶原纤维增殖可形成牵拉性视网膜脱离，可合并浅前房小眼球等先天性发育异常。该病多单眼发病，当并发白内障时与 RB 较难区分，可以依据 B 超与 CT 扫描是否存在实性占位及钙化斑等进行鉴别。

（4）眼内炎

严重的感染性眼部疾病，表现为眼球疼痛、眼睑及结膜高度充血水肿、前房积脓、视力严重下降或丧失等。追问病史，常有外伤、异物、手术、感染等情况。另外，眼内炎患者多对抗生素治疗有效。

（5）早产儿视网膜病变（ROP）

患儿低体重，有早产史，伴高浓度吸氧史。多双眼发病，严重者表现为视网膜增殖性病变，导致牵拉性视网膜脱离。根据典型病史一般可与 RB 进行鉴别。

（6）髓上皮瘤（视网膜胚胎瘤）

主要发生在儿童中，常为睫状体内白色的团块状病变。超声检查可见病变常呈圆顶状外观，回声反射高，血流分布中等。其内部结构不太规则，并且可以发现多个囊肿样间隙存在。一些类型的髓上皮瘤也可以包含软骨组织，并产生非常高的回声反射。有报道称，该病的瘤细胞可以发生玻璃体内种植，并可形成囊肿。

（7）其他伴有白瞳症的病变

对于个别表现极为不典型的 RB 患者，伴有白瞳症的病变，如眼弓蛔虫病、囊虫病等，经过各种辅助检查均不能确诊，有文献报道可行细针穿刺活检，但目前并没有足够证据说明穿刺活检不会增高眼外转移的风险。另外，如何提高穿刺活检的准确率也有待研究，故临床上采用此种检查技术时仍需谨慎。

48. 视网膜母细胞瘤治疗方案的选择

目前基于对 RB 自然病程的认识，提出了以系统化疗为基础、结合眼部治疗这一综合性治疗原则。全身系统化疗一般由儿科医生来完成，而眼部治疗则由眼科医师来具体负责，两者各负其责，互相协作，以提高 RB 的治疗效果和安全性。通过综合治疗，目前 RB 的长期生存率较以前有显著提高，但仍需注意以下 3 个问题。

（1）眼球摘除后联合一期眼台植入术的应用

目前对于保眼治疗无效的 D 期和 E 期 RB 患者，眼球摘除联合眼台植入是一种好的治疗方法。以往有学者担心眼球摘除后眼台植入会影响手术后眶内情况的观察，目前随着医学影像学检查技术的发展，手术后通过 CT 或 MRI 扫描，可以更好地观察到眶内组织改变等情况，包括一些用手触摸不到的眶内深处的病变，也可以观察到眶内肿瘤转移和视神经侵犯等情况。如果手术前患者无明显眶内转移倾向，手术后发生眶内转移者极为罕见，即眼台植入不会引起 RB 的眶内转移。我们观察了 300 余例眼球摘除联合一期眼台植入的 RB 患儿，仅 1 例病理组织学显示较为安全的 RB 发生了眶内转移，具体转移原因未明。有些学者担心婴儿期眼球摘除联合一期眼台植入会增加手术并发症的发生，通过对上述 300 余例眼球摘除联合一期眼台植入的 RB 患儿进行长期观察，包括一些出生后仅 2 个月大小的 RB 患儿，目前并未发现明显的手术相关并发症发生。我们认为只要手术操作到位、眼台大小选择合适、眼台放置位置正确、异体巩膜使用合理及结膜切口缝合规范等，手术成功率和安全系数很高，且手术后并发症非常少见。

实验研究和临床实践均证明，眼球摘除后眼眶由于缺乏眼球的刺激，往往会导致患儿摘除侧眼眶的发育迟缓，双侧面部发育不对称，影响患者日后的心理和外观。另外，行二期眼台植入时，由于眼球摘除后眶内组织结构受到手术破坏，增加了眼台植入难度，也使得手术后并发症增多。因此，我们认为在无明确 RB 眼外浸润证据时，眼球摘除联合一期眼台植入是一种理想的手术选择。临床实践也说明眼球摘除同时行眼台一期植入的手术不受年龄的限制。

（2）玻璃体切割术的应用

近年来国内外已有文献报道行玻璃体切除术治疗稳定期

RB，这为 RB 的治疗提出了一种新的方法。随着 RB 早期诊断率及其生存率的大幅提高，临床医生治疗理念已从单纯降低病死率转变为提高患儿后期的生活质量，尽量改善和挽救患儿残存视力。玻璃体切割治疗 RB 这一手术方式，目前存在较大争议。最大顾虑是该手术方式可能会引起 RB 眶内转移和全身转移。国外有报道 11 例 RB 患儿未经化疗行玻璃体切割术术后疗效欠佳，最终 11 例患者全部又接受眼球摘除术治疗。临床发现 RB 患者眼底多发性肿瘤较为常见，对于体积较小的肿瘤通过局部冷冻或激光即可控制肿瘤，对于体积较大肿瘤，往往合并有视网膜脱离，此时即使手术切除肿瘤，仅可保留眼球而已，对改善视功能价值不大。另外，目前眼球摘除联合眼台植入手术后患者外观得以极大改善，有时可以达到以假乱真的效果，且手术后病变局部复发罕见。基于上述原因，有关采用玻璃体切割治疗 RB 的方案值得商榷。但是，对一些经过系统化疗后眼局部病变已经稳定，RB 细胞已经失活，仅存在玻璃体混浊且视网膜还存在一定功能的患者，可以通过玻璃体切割术切除混浊的玻璃体，以改善患者视功能。为此，有关玻璃体切割术治疗 RB 的确切临床疗效需进一步观察和总结。

（3）个体化治疗

RB 表现多种多样，导致其治疗方法多样，主要有眼局部治疗、化疗、放疗、手术和基因治疗等。具体采取何种治疗措施，要依据患者自身病情而定，即对不同病情患者，在确定诊断和合理评估病情后，采取较为个体化的治疗方案。对于早期发现的体积较小且较为局限的 RB，可以采用局部治疗。如瘤体位于眼球赤道部以后，可以采用激光治疗，如果瘤体位于睫状体附近，此时采用冷凝处理周边部肿物更有优势。如果瘤体较大，侵犯范围较广，一般可采用系统化疗结合眼局部治疗的方案。无论如何，在选择作为恶性肿瘤的 RB 的治疗方法时，应以疗效稳定、安全为主，不可肆意求新，得不偿失。

49. 视网膜母细胞瘤的随诊

RB 是一种较为特殊的恶性肿瘤，随着患者的年龄增长，其患眼肿瘤的复发率和好眼肿瘤的患病率呈逐渐降低的趋势。这里包含两层意思，一是得过 RB 的眼睛经过治疗，其肿瘤复发的可能性是存在的，只是这种复发的可能性随着年龄增长，一般呈降低趋势；二是单眼发生 RB 患者的未患肿瘤眼（好眼），仍然存在患 RB 的风险，只是这种风险随着患者年龄的增大，呈逐渐降低趋势。在临床工作中曾经遇见过多例这样的患者，例如 1 例 RB 患者，1 岁时行右眼 RB 眼球摘除手术，左眼因肿瘤体积较小行视网膜肿瘤光凝术，术后肿瘤瘢痕化，6 岁时左眼 RB 再次复发，经过积极治疗肿瘤得以控制。另外 1 例 RB 患者，3 岁时行左眼 RB 眼球摘除术，33 岁时出现右眼视物不清，最后被确诊为 RB。这些临床案例都说明，RB 患者存在肿瘤复发和再次发生的风险，为此，建议对 RB 患者进行终生随访，尽可能做到早发现、早诊治。

50. 视网膜母细胞瘤的遗传

最近几十年，通过医学工作者的不断努力，已经使 RB 患者的长期生存率得到极其显著的提高。随着 RB 患者存活期延长，其人群不断扩大，其心理问题和今后社会适应的问题都应纳入考虑，以期提高 RB 患儿的生存质量。RB 患儿长大成人，在其结婚后，其后代 RB 遗传率是多少？尽管缺乏大样本的调查资料，但是在临床实践中，通过诊治大量 RB 患者，发现 RB 患者婚后所生子女 RB 患病率较正常人显著增高。这就提示对于 RB 患者的子女，应该进行眼底筛查，以便早发现、早治疗。

医务工作者不仅要系统掌握 RB 的诊疗流程，挽救 RB 患者的生命，还应考虑到 RB 患者的优生优育，避免更多的 RB 患儿出生，以免给家庭和社会带来极大负担。为此，临床医生要肩负起对社会普及该病常识的责任，关爱 RB 患儿及家庭，做到"由眼入心"的医治。

参考文献

1. Donaldson S S, Smith L M. Retinoblastmoa：biology，presentation and currennt managaement.Oncology，1989，3：45-51.

2. 唐松，陆晓和，赵军阳，等 . 视网膜母细胞瘤综合治疗的临床分析 . 实用肿瘤杂志，2013，28（2）：167-169.

3. Broaddus E，Tophan A，Singh AD.Incidence of retinoblastoma in the United

States.Br J Ophthalmol，2008，21：1975-1977.

4. . 马京琪，黄东生，张谊，等 .244 例儿童视网膜母细胞瘤临床特点 . 眼科，2011，20（2）：113-115.

5. Nork T M，Schwartz T L，Doshi H M，et al. Retinoblastoma.Cell of origin. Arch Ophthalmol，1995，113（6）：791-802.

6. Pendergrass T W，Davis S. Incidence of retinoblastoma in the United States.Arch Ophthalmol，1980，98（7）：1204-1210.

7. McLean I W，Burnier M N，Zimmerman L E.Atlas of tumor pathology. 3rd series，fascicle 12.Tumors of the eye and ocular adnexa. Washington（DC）：Armed Forces Institute of Pathology，1994：100-127.

8. Mietz H，Hutton W L，Font R L. Unilateral retinoblastoma in an adult：report of a case and review of the literature. Ophthalmology，1997，104（1）：43-47.

9. Chantada G，Fandiño A，Dávila M T，et al.Results of a prospective study for the treatment of retinoblastoma.Cancer，2004，100（4）：834-842.

10. 张谊，黄东生，张伟令，等 . 眼外期及远处播散期视网膜母细胞瘤 133 例 . 中华实用眼科杂志，2011，26（3）：169-173.

11. Shields C L，Honavar S，Shields J A，et al. Vitrectomy in eyes with unsuspected retinoblastoma.Ophthalmol，2000，107（12）：2250-2255.

12. 张浩，李彬，史季桐，等 . 以非 "白瞳症" 为主要表现的视网膜母细胞瘤 111 例诊断分析 . 中华实用眼科杂志，2008，26（10）：1131-1133.

13. Baroni L V，Sampor C，Fandiño A，et al.Anterior segment invasion in retinoblastoma：is it a risk factor for extraocular relapse.J Pediatr Hematol Oncol，

2014, 36（8）：e509-e512.

14. Stafford W R, Yanoff M, Parnell B L. Retinoblastomas initially misdiagnosed as primary ocular inflammations.Arch Ophthalmol, 1969, 82：771-773.

15. Biswas J, Mani B, Shanmugam M P, et al. Retinoblastoma in adults：report of three cases and review of the literature.Surv Ophthalmol, 2000, 44（5）：409-414.

16. 王霄娜，马建民，赵军阳，等 . 视网膜母细胞瘤误诊三例 . 中华眼科医学杂志（电子版），2014, 4（3）：35-37.

17. Sharifzadeh M, Ghassemi F, Amoli F A, et al.Retinoblastoma in adults：a case report and literature review.J Ophthalmic Vis Res, 2014, 9（3）：388-391.

18. Zhang Y, Ma J M, Wang N L . How long is the interval of onsets of bilateral retinoblastoma.Int J Ophthalmol, 2013, 6（6）：898-899.

19. Zhang Z, Shi J T, Wang N L, et al.Retinoblastoma in the adult：a case report and literature review. Int J Ophthalmol, 2012, 5（5）：625-629.

20. Nork T M, Millecchia L L, De Venecia G B, et al. Immunocytochemical features of retinoblastoma in an adult. Arch Ophthalmol, 1996, 114（11）：1402-1406.

21. 马建民，李志辉 . 眼球摘除后眼眶畸形发育及其防治的研究进展 . 国外医学·眼科学分册，2002, 26：46-49.

22. 马建民，张少斌，李志辉，等 . 眼台Ⅱ期植入对眼眶发育影响的实验研究 . 眼科，2001, 10（2）：103-104.

23. Warden S M, Mukai S.Pars plana vitrectomy in eyes treated for retinoblastoma. Retina, 2006, 26（7）：53-56.

24. 何小寒，吴松一，张国明，等 . 玻璃体手术治疗眼内晚期视网膜母细胞瘤临床研究 . 眼科新进展，2014，34（8）：764-765.

25. 马建民，王霄娜 . 视网膜母细胞瘤诊疗中需要关注的问题 . 中国小儿血液与肿瘤杂志，2015，20（3）：118-120.

（马建民　王霄娜　整理）

先天性视神经及视盘发育异常

51. 人类胚胎期视神经与视盘的发育过程

人类胚胎第 3 周时，神经沟封闭，视窝变深，前脑两侧形成对称的囊状突起，即视泡。视泡与前脑泡相通连。在发育过程中，视泡远端逐渐扩大，并与大脑远离，近脑端较窄，形成视茎，即视神经的原基。视泡下方停止生长并内陷形成胚裂。视杯内层形成视网膜感觉层，外层形成色素上皮层，两层在杯缘和杯裂缘处相连续。胚裂于胚胎第 5 周时开始封闭，第 7 周时完全闭合。由于内层较外层生长快，而出现外翻现象，阻止色素层之融合，遗留苍白区。视网膜神经节细胞产生的视神经纤维由胚裂进入视柄，同时胚裂闭合，视柄远端和腹侧区域内陷，包裹玻璃体血管和周围间充质成分（图 15）。胚胎第 4 个月早期，新生血管芽从视盘部位的玻璃体血管长出。胚胎第 5 个月，视柄产生围绕单个轴突的少突神经胶质形成髓鞘，首先出现于视神经脑端，逐渐向眼端延伸，于出生前到达巩膜筛板处。当视柄前端形成视盘时，一些围绕玻璃体动脉的原始视网膜细胞，被进入视盘的神经纤维隔离在视盘中央部，汇集成团，形成 Bergmeister 原始乳头，于出生前随原始玻璃体血管消失。

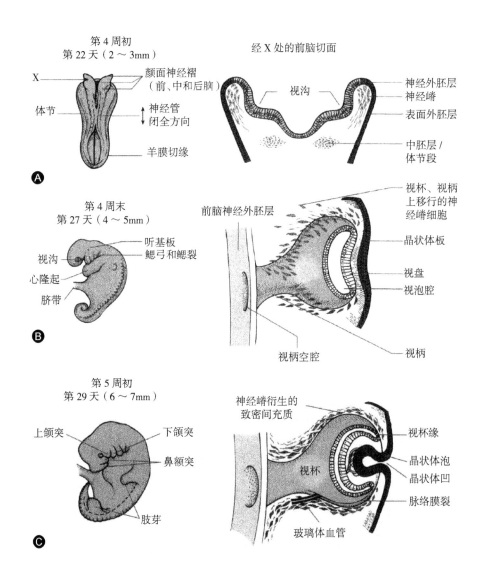

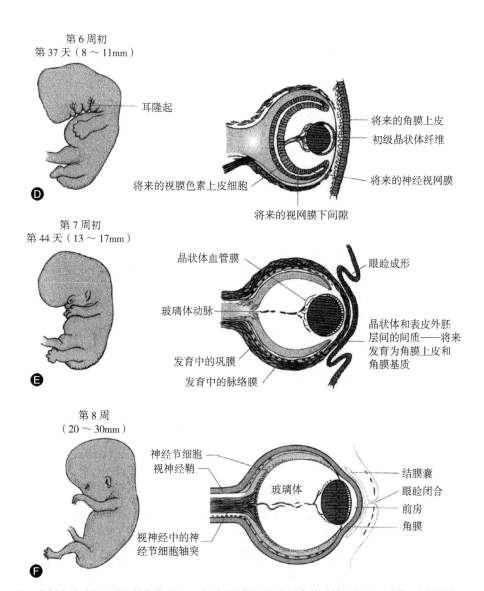

第6周初
第37天（8～11mm）

耳隆起

将来的角膜上皮
初级晶状体纤维

将来的视膜色素上皮细胞

将来的神经视网膜

将来的视网膜下间隙

D

第7周初
第44天（13～17mm）

晶状体血管膜

玻璃体动脉

发育中的巩膜

发育中的脉络膜

眼睑成形

晶状体和表皮外胚层间的间质——将来发育为角膜上皮和角膜基质

E

第8周
（20～30mm）

神经节细胞
视神经鞘

玻璃体

视神经中的神经节细胞轴突

结膜囊
眼睑闭合
前房
角膜

F

注：左侧为该时期胚胎的整体外观图。不同胚层采用不同深浅灰度或填充标注，以进一步阐明来源及其最终参与眼和眼外周组织发育的过程。

摘自：Forrester JV. 眼科基础医学 . 王宜强，刘廷，译 . 北京：人民军医出版社，2010；106-107.

图15　从第22天到第8周的眼胚胎发育

52. 警惕视神经发育不全的神经系统异常

先天性视神经发育不全常表现为异常小视盘，颜色正常或略显苍白。视盘周围常有双环征，即一黄白色斑驳样或脱色素性狭窄环状区。其外环在组织学上与巩膜和筛板结合处对应，相当于正常视盘大小；内环是中央视盘边界异常并向后扩展的结果，表现为视网膜色素上皮层在筛板处的延伸。常见神经纤维层菲薄，甚至部分缺失，视网膜血管管径正常，或可见特征性大静脉迂曲扩张。有时可出现假性视盘水肿，其原因为发育中的巩膜管管径狭小，视神经纤维通过时拥挤而隆起。部分患儿可伴有神经系统异常，先天性视神经发育不全的患儿应警惕颅脑中线结构发育不良，如垂体柄、透明隔、胼胝体等先天异常，必要时需行颅脑MRI 检查确诊。当患儿在眼科就诊时，出现反复体温异常、低血压、多尿、脱水、黄疸、惊厥等症状时，应尽快请小儿神经内科及内分泌科会诊，协助诊治。

53. 先天性视盘缺损对视力的影响

先天性视盘缺损是由于胚裂的闭合异常所引起的视盘完全或部分缺损，可伴有虹膜和脉络膜的缺损。表现为视盘直径明显增大，常为正常视盘的数倍，视盘缺损区呈瓷白色，扩张部分呈青灰色，边缘整齐，部分缺损者多位于下方，上半视盘多显示正常，整个缺损区为一大而深的碗状凹陷，视盘旁血管在缺损区边缘呈钩状弯曲分布于视网膜上。一般视盘缺损单侧及双侧发生者各半，多数患眼视力下降，其程度与视盘黄斑束受累程度有关。由于部分先天性缺损可出现在神经视网膜、视神经、视交叉、视路等各部位，我们认为对于隐匿性视神经缺损的患儿除需进行VEP 等电生理检测排查外，还可进行 OCT 检查测量黄斑区神经纤维层厚度，如出现双眼视盘鼻侧和（或）颞侧带状神经纤维层薄变或缺损，常提示存在视交叉处病变。

54. 何谓先天性视盘小凹

先天性视盘小凹是发生在视盘内的先天性不典型缺损，多数学者认为与原始视盘内的多潜能神经胶质细胞异常分化有关。多数视盘小凹在出生前已经存在，出生后早期被胚胎残留组织充填或遮盖，随着残留物逐渐吸收而显露，一般于成年后发现。临床表现为视盘内一个或多个灰白色圆形或卵圆形凹陷，约 0.1 ～ 0.4PD，多位于视盘颞侧近边缘处，深达 1 ～ 5PD，表面有灰白色胶质组织覆盖。荧光素眼底血管造影动脉前期及动脉期视盘小凹处呈现边缘清楚的弱荧光区，静脉期后小凹部位荧光逐渐增强，晚期呈强荧光。该处易受成年后玻璃体液化影响而引起后脱离牵引，出现迟发性黄斑区非孔源性浆液性视网膜脱离，随着病情进展可进一步发生黄斑囊样水肿、黄斑劈裂、色素上皮改变等，造成永久性视力障碍。

55. 先天性视盘小凹继发浆液性视网膜脱离的发生机制

至今，先天性视盘小凹继发黄斑部视网膜浆液性脱离的发生机制仍然存在争论，既往视网膜下液的来源大致有以下 3 种观点：①玻璃体腔内液化的玻璃体经视盘小凹处进入视网膜深层；②蛛网膜下腔的脑脊液经视盘小凹处进入视网膜深层；③视盘小凹内血管或脉络膜血管的渗漏液。通过临床研究观察，得到相关组织病理学证据后认为，如图 16 Johnson 等国外学者观点所示，其继发视网膜脱离的原因与视盘小凹内残留的胚胎组织及其囊袋的通透性有关。视盘小凹的囊袋常疝入视盘，通过筛板缺损处达蛛网膜下腔，与脑脊液相通连。对囊壁无通透性者而言，当眼内压高于颅内压时，其可如球囊般吸入液化的玻璃体（图 16A），而当颅内压升高时将其排入视网膜深层（图 16B）；当囊壁存在通透性时，蛛网膜下腔内的脑脊液可直接随颅内压波动进入视网膜深层（图 16C），形成浆液性视网膜脱离。

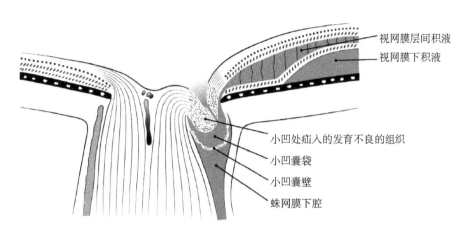

视网膜层间积液
视网膜下积液
小凹处疝入的发育不良的组织
小凹囊袋
小凹囊壁
蛛网膜下腔

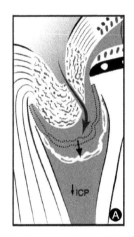
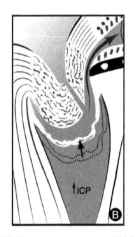
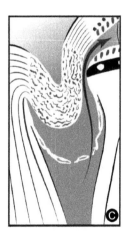

注：Intraretinal fluid：视网膜层间积液；Subretinal fluid：视网膜下积液；Herniation of dysplastic tissue：小凹处疝入的发育不良的组织；Pit sac：小凹囊袋；Pit capsule：小凹囊壁；Subarachnoid space：蛛网膜下腔；ICP：颅内压。

摘自：Johnson TM，Johnson MW. Pathogenic implications of subretinal gas migration through pits and atypical colobomas of the optic nerve. Arch Ophthalmol，2004，122（12）：1793–1800.

图 16　视盘小凹及其相关视网膜病变发生机制示意

56. 先天性视盘小凹的治疗原则

我们认为，脱离的玻璃体后皮质对视盘小凹表面胶质膜的牵拉，以及蛛网膜下腔至视网膜下"水道"的形成，在先天性视盘小凹继发黄斑区浆液性视网膜脱离的过程中发挥着同等重要的作用。该病治疗原则为激光封闭蛛网膜下腔至视网膜下的"水道"，必要时可重复治疗。具体方法为在视盘颞侧边缘视网膜处，进行一排连续的Ⅰ级激光斑光凝，范围应超过视网膜劈裂的边缘。光凝的目的并非针对视盘小凹本身，而是在视盘小凹的边缘光凝视网膜组织，使之产生足以使视网膜色素上皮与神经上皮粘连，又尽可能不损伤视神经纤维层的光斑，封闭视盘小凹与视网膜下的"水道"，促进视网膜下液的吸收，使浆液性视网膜脱离得以复位。对单纯光凝效果不佳者，可联合采用玻璃体手术联合激光治疗。术中有效地剥除玻璃体后皮质和内界膜，解除视盘小凹表面的牵拉是治疗的关键。手术应慎用重水和硅油，以免其通过视盘小凹进入视网膜下而难以取出。

57. 眼底盛开的"牵牛花"

牵牛花综合征眼底检查见"视盘"较大，多呈粉红色，有漏斗状深凹陷，中央为致密而无明显结构的灰白色胶样物质，遮蔽深部组织。"视盘"周围常有典型的灰黑色突起环，伴色素沉着，或视网膜脉络膜萎缩，并易发生视网膜脱离。盘缘血管分支增多，呈放射状分布，管径较细，走行平直，不易区分动静脉。

荧光素眼底血管造影检查示：早期视盘中心呈弱荧光，视盘周围萎缩区呈窗样缺损，透见强荧光，脉络膜毛细血管无灌注；

晚期"视盘"表面组织着染，持续强荧光，可存在周边部视网膜无血管区及无灌注区，两者具有不同的 FFA 表现。无血管区内血管末梢终止处边界清晰可辨，其周边以远视网膜完全缺乏血管分布；无灌注区并非无血管区，其内可见闭塞的无功能、无血流的空壳血管。两者多继发于视网膜血管发育不良，见于多种小儿视网膜疾病，可引起新生血管生成，进而导致玻璃体积血，甚至牵拉性视网膜脱离，应引起警惕。

眼部 B 型超声波检查常见眼球后极部相当于视盘后方漏斗状暗区，与玻璃体相连续，内回声少或无，视神经前段增粗，可伴有眼轴缩短。由于"视盘"前胶质组织的存在，有时在暗区内可见弱回声光团，而视神经缺损无此表现。牵牛花综合征在 CT 图像上主要表现为视盘向眼环外突出，眼环呈倒置的带蒂葫芦形，与玻璃体腔相连，视神经末端膨大，球形突出部分 CT 值与眼球中心玻璃体 CT 值相似，此外可伴有颅脑发育异常，如经蝶骨脑膨出、胼胝体发育不全等。

58. 牵牛花综合征的组织病理学特点

胚胎第 7 周前，视盘中胚层组建缺陷，视杯腔异常伸展至视茎内，导致胚裂末端闭合不全，筛板未形成，可能是牵牛花综合征的成因。病理组织学检查发现，在视盘缺损区，异常视盘、视网膜神经上皮与色素上皮向后移位，进入异常扩张的巩膜管道内，其后未与视神经及其鞘膜融合，形成包括黄斑在内的假的

"生理凹陷"，原始视网膜神经胶质组织充填于缺损区表面。在巩膜管的某些部位，色素上皮细胞增生，形成多层结构。

59. 牵牛花综合征继发浆液性视网膜脱离的发生机制

牵牛花综合征继发视网膜脱离的原因一直存在争议。曾有部分学者认为本病是"视盘"周围异常视网膜血管渗漏产生的渗出性视网膜脱离；也有部分学者认为本病是牵拉性视网膜脱离，其可能与"视盘"表面及其周围组织膜牵拉有关。牵牛花综合征继发视网膜脱离是一种特殊类型的孔源性视网膜脱离，裂孔常隐藏在凹陷区内或边缘处，很可能被"视盘"前组织膜覆盖而难以发现，其形成与"视盘"表面及周围原始视网膜组织牵拉以及其萎缩、吸收、薄变有关。此外，裂孔亦可导致玻璃体腔与视神经周围蛛网膜下腔相交通。

60. 牵牛花综合征的治疗原则

未发生视网膜脱离者要定期随访。对伴发局限性视网膜脱离者应早期进行激光光凝治疗，具体方法为在"视盘"周围视网膜处，进行二至三排连续的 I 级激光斑堤坝样光凝，其目的在于封闭液体渗漏的通道，促进视网膜色素上皮对渗液的吸收。如果能够在黄斑区出现脱离之前进行激光围栏式封闭，其意义更大。

由于视盘结构发育异常，牵牛花综合征继发视网膜脱离的手术治疗不同于单纯的孔源性视网膜脱离，再加上患者年龄较小，手术难度较大。由于视网膜裂孔发现困难，且常伴有视网膜下纤维增殖，预后较其他类型的视网膜脱离差。手术中仔细寻找裂孔，切除视盘周围的胶样组织，尽量去除视网膜前的牵引，是手术成功的关键。玻璃体切割联合气液交换和长效气体填充为首选，因为膨胀气体具有较高的表面张力。由于重水和硅油在手术中和手术后都可能通过潜在的视网膜裂孔转移至视网膜下，甚至进入蛛网膜下腔，应谨慎使用。

参考文献

1. Garcia-Filion P，Borchert M. Prenatal determinants of optic nerve hypoplasia：review of suggested correlates and future focus. Surv Ophthalmol，2013，58（6）：610-619.

2. Pilat A，Sibley D，McLean R J，et al. High-Resolution imaging of the optic nerve and retina in optic nerve hypoplasia. Ophthalmology，2015，122（7）：1330-1339.

3. Heidary G. Congenital optic nerve anomalies and hereditary optic neuropathies. J Pediatr Genet，2014，3（4）：271-280.

4. Moisseiev E，Moisseiev J，Loewenstein A. Optic disc pit maculopathy：when and how to treat? A review of the pathogenesis and treatment options. Int J Retina Vitreous，2015，1：13.

5. Chatziralli I，Theodossiadis P，Theodossiadis G P. Optic disk pit maculopathy：

current management strategies. Clin Ophthalmol，2018，12：1417-1422.

6. Fei P，Zhang Q，Li J，et al. Clinical characteristics and treatment of 22 eyes of morning glory syndrome associated with persistent hyperplastic primary vitreous. Br J Ophthalmol，2013，97（10）：1262-1267.

7. Jain N，Johnson M W. Pathogenesis and treatment of maculopathy associated with cavitary optic disc anomalies. Am J Ophthalmol，2014，158（3）：423-435.

（李 亮 整理）

永存原始玻璃体增生症

61. 永存原始玻璃体增生症的命名

该病由 Reese 在 1954 年最先描述，当时命名为永存原始玻璃体增生症（persistent hyperplastic primary vitreous，PHPV），意在强调本应出生后即退化的玻璃体和（或）晶状体后胚胎血管组织持续存在并伴有异常增殖。该命名被广泛应用多年，直至 1997 年，Goldberg 提出持续胚胎血管增生症（persistent fetal vasculature，PFV）概念，认为眼内胚胎血管系统退化不全不仅局限于玻璃体和（或）晶状体后，本病是囊括了整个眼球前后节各个解剖结构退化不全所致的先天发育异常，包括永存瞳孔膜、先天视网膜皱襞、黄斑发育不全和视神经发育不全等，其程度可以从孤立的 Bergmeister 视盘到伴有多种异常的小眼球。

多年来，人们对于 PHPV 和 PFV 的分辨相对不清晰，多概述为原始玻璃体未完全退化和（或）合并增殖所导致的玻璃体先天异常。胚胎时期玻璃体动脉吸收退化不全，因其残存的部位和形态不同，可以分为 Mittendorf 斑、Bergmeister 视盘、玻璃体囊肿和玻璃体动脉残存，以上异常较少导致视轴区屈光间质混浊或者玻璃体的严重牵拉，因此对视功能影响较小，需要手术治疗和干预较少，可以统称为玻璃体动脉残存。

原始玻璃体动脉未完全退化且合并增生时可以表现为程度不等的玻璃体纤维条索和（或）白内障和（或）牵拉性视网膜脱离，导致明显的视轴区屈光间质混浊和（或）眼球前后节牵拉，从而导致视功能损害或使视功能发育受到威胁时，称为永存原始玻璃体增生症（persistent hyperplastic primary vitreous，PHPV），是为本书章节所用之疾病名称。

62. 永存原始玻璃体增生症临床特点及临床分型

PHPV 的临床特点为单眼发病多见，文献报道双眼患者在 8% 左右，患眼通常较对侧眼小，增生的原始玻璃体主要位于视盘至晶状体后的 Cloqquet 管内，呈白色的机化组织，多含有血流。

文献报道，单眼先天性白内障患者中约 1/5 的患者合并 PHPV、AL Solebo 等总结了 58 例合并 PHPV 的先天性白内障患者，其眼部的临床表现（图 17）。

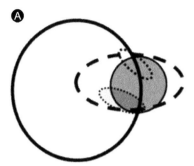
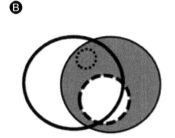

◐ 晶体后纤维血管：41（93%）　　　　　　◐ 晶体后纤维血管：8（67%）

↻ 永存原始玻璃体动脉：19（43%）　　　　↻ 永存原始玻璃体动脉：3（25%）

◉ 其他眼前节异常：10（23%）　　　　　　◉ 其他眼前节异常：9（75%）

○ 睫状突牵拉移位：8（18%）　　　　　　　○ 视神经/视网膜异常：1（15%）

○ 视神经/视网膜异常：7（15%）

摘自：Solebo A L，Russell-Eggitt I，Cumberland P，et al. Congenital cataract associated with persistent fetal vasculature：findings from IoLunder 2.Eye，2016，30（9）：1204-1209.

图 17　单眼（A）和双眼（B）患者眼部各种体征所占比例图

根据病变累及部位可将 PHPV 分为前节型、后节型和混合型。Reese 主要描述了前节型的表现，即增生组织主要位于晶状体后，呈白色的机化斑块，与晶状体粘连紧密，其内可有来自睫状体血管的分支，机化组织可牵拉睫状突使其伸入瞳孔区，或表现为以晶状体后囊斑块样混浊为主的先天性白内障。Michaelson 等则主要描述了后节型 PHPV 的表现，即玻璃体条索以后部未退化且合并增生为主，表现为以近视盘为中心的牵拉性视网膜脱离且黄斑受累。后有学者发现以上两种类型的表现可同时出现于同一病例中，称为混合型 PHPV。

眼部彩色多普勒超声（color doppler image，CDI）的出现为 PHPV 的诊断提供了更为丰富的信息，根据 PHPV 在 B 超和 CDI

上的形态表现，Andina 等将混合型 PHPV 分为以下 4 种类型："I"形、正"Y"形、倒"Y"形、"X"形（图 18）。该分型方法有助于屈光间质不清晰的病例手术方式的选择和治疗预后的评估。

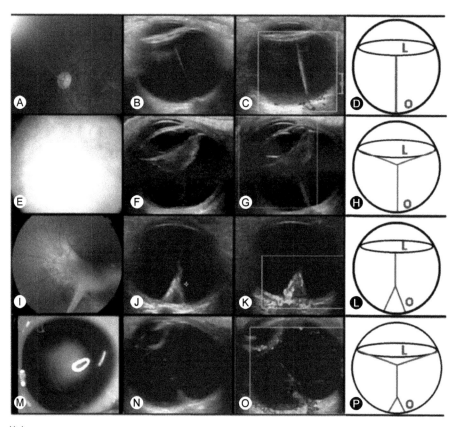

摘自：Hu A, Pei X, Ding X, et al. Combined persistent fetal vasculature : aclassification based on high-resolution B-mode Ultrasound and color Doppler imaging .Opthalmology, 2016, 123（1）: 19-25.

图 18　混合型 PHPVRetcam 眼底彩相（A、E、I、M），超声（B、F、J、N），彩色多普勒超声（C、G、K、O）表现，以及玻璃体纤维条索模式（D、H、L、P）

（彩图见彩插 14）

63. 永存原始玻璃体增生症患者眼科检查的注意点

（1）晶状体混浊部位、范围和程度，晶状体混浊和自然瞳孔的相对关系

晶状体混浊的部位越接近瞳孔中央，对视轴的遮挡越多；同样大小的混浊，位置越接近晶状体后囊膜，即距离视轴的结点越近，亦对视轴的遮挡越重；另外，晶状体混浊的致密程度也对视轴区入射光线有不同程度的影响。儿童视觉发育期视轴区屈光间质混浊程度决定了黄斑区有效视觉刺激的质量，从而决定了不同程度的黄斑抑制，预示了通过手术干预解除屈光间质混浊因素后续屈光矫正和弱视训练的效果。

PHPV 合并的白内障，晶状体混浊多位于瞳孔中央偏鼻下方，且多以近晶状体后囊膜的皮质及后囊膜本身混浊为主；混浊范围由针尖样局限混浊至晶状体全混浊不等。因此，对于 PHPV 儿童患者的晶状体混浊，需要详细描述晶状体混浊的范围，与瞳孔中央区的位置关系，以及与晶状体后囊膜的相对关系。

（2）黄斑受累与否及受累程度

后节型和混合型 PHPV 患者同时合并牵拉性视网膜脱离，黄斑区受累程度决定了视功能的远期预后。因此，如果术前因屈光间质混浊不能窥见黄斑情况，须手术中进一步明确黄斑区情况，如黄斑脱离和移位程度、黄斑中心凹形态和反光情况等，以预估患者远期视力预后。

（3）双眼眼轴差别，以及手术前后眼轴增长程度与正常对侧眼的差异

PHPV 患者多合并眼轴变短，机制可能是原始玻璃体动脉退化不全限制眼轴增长，但是，临床可见患眼眼轴长于对侧的病例，机制可能为形觉剥夺导致眼轴增长致轴性近视有关。具体的机制尚不明确，故手术前后需定期检查双眼眼轴生长速度及双眼差异情况。

64. 重视自身晶状体在儿童视功能发育中的重要作用

晶状体是眼球重要屈光部分，同时具有调节功能，对于儿童患者，晶状体摘除后的无晶状体眼状态可以通过框架眼镜、角膜接触镜或植入眼内的人工晶状体尽量弥补，但是晶状体的调节功能无法恢复。PHPV 患者多为单眼儿童，框架眼镜配戴依从性较差，角膜接触镜配戴和护理要求较高，很难广泛应用于所有患儿，而人工晶状体植入又受年龄和眼部解剖结构的限制，故 PHPV 患者白内障摘除术后仍面临较大的屈光不正和（或）屈光参差性弱视的困难。

因此，对于合并偏瞳孔中心晶状体局限混浊的 PHPV 患者，尽量保留患儿自身的晶状体，对于避免无晶状体眼状态下屈光不正和（或）屈光参差的治疗非常重要。有些学者甚至认为，对于遮挡瞳孔中央的局限性非致密性混浊的患儿，不采取手术而用药

物散大瞳孔的方法增加相对有效的视觉刺激进而改善弱视。Saad
等学者对 9 例后节型 PHPV 不合并瞳孔中央区晶状体混浊的患儿
施行保留晶状体的玻璃体切除术，平均随访 16.8 个月后发现视
力稳定，其中 5 例术后斜视程度改善。

65. 永存原始玻璃体增生症手术方式和手术入路

PHPV 影响患儿视功能的最主要因素是屈光间质混浊和（或）
眼球前后节的持续性牵拉导致的牵拉性视网膜脱离和眼轴增长受
限。比较严重的病例同时合并眼球尤其是眼前节结构紊乱，从而
继发前房浅甚至消失，或继发青光眼导致眼红、胀痛，最终引起
眼球萎缩，故对于 PHPV 患者手术的目的首先在于保留眼球外
观，其次是尽量争取视功能。

不同临床类型的 PHPV 采取不同的手术方式，手术切口位置
也因患儿眼部病情和手术年龄而异。近年来，随着手术技术和手
术设备的改进，尤其是微创玻璃体切除术的出现，手术方式和手
术切口位置又有变化。

前节型 PHPV 患者以并发性白内障为主，有学者采用传统的
透明角膜切口行白内障摘除，手术中行晶状体后囊膜环形撕开同
时前玻璃体切除以预防后发性白内障，此方法局限在于手术中晶
状体后囊膜环形撕开困难。由于 PHPV 患者玻璃体纤维条索可同
时合并活动性血流存在，该术式有术中和（或）术后玻璃体积血
的风险。自微创无缝线玻璃体切除术技术出现以来，经睫状体平

坦部行玻璃体切除术应用较多，对玻璃体条索进行预防性电凝止血后，用玻璃体切割头切除混浊的晶状体更为安全和高效，手术中可适当保留周边晶状体前囊膜以方便二期人工晶状体植入（图19）。对于年龄稍大，黄斑结构大致正常，适于人工晶状体一期植入的患儿，可考虑先行传统的先天性白内障手术方法，经透明角膜切口摘除白内障，人工晶状体植入囊袋内，同时经睫状体平坦部切除中轴玻璃体以及混浊的晶状体后囊膜。

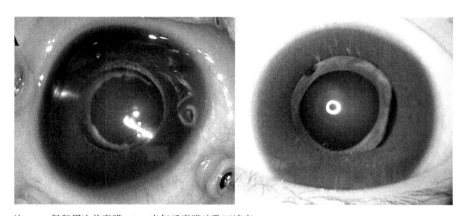

注：A：保留周边前囊膜；B：半年后囊膜瞳孔区清亮。

摘自：Liu J H，Lu H，Li S F，et al. Outcomes of small gauge pars plicata vitrectomy for patients with persistent fetal vasculature: a report of 105 cases. Int J Ophthalmol，2017，10（12）：1851−1856.

图 19　前节型 PHPV 患者手术（彩图见彩插 15）

混合型 PHPV 患者并发性白内障的处理方式同上，因同时合并后节牵拉性视网膜脱离等，玻璃体切除术中应注意止血，并充分解除眼球前后节及条索周围的牵拉因素。

后节型 PHPV 较为少见，多合并不累及瞳孔中央的晶状体混浊，手术方式以保留晶状体的玻璃体切除术为主，手术切口位置为睫状体平坦部。

66. 永存原始玻璃体增生症手术要点

（1）PHPV 合并的牵拉性视网膜脱离程度轻重不等

重者表现为视盘前高峰状耸入玻璃体腔的视网膜脱离，其尖端与玻璃体纤维条索相连。与常见的牵拉性视网膜脱离不同，极少合并视网膜裂孔形成，且通过玻璃体切除解除牵拉后很难自行复位。玻璃体视网膜手术医生面对视网膜脱离多以追求术毕视网膜平复为目的，而对于 PHPV 合并的牵拉性视网膜脱离，手术目的以解除牵拉为主。牵拉因素解除，明确不合并视网膜裂孔后，手术宜适可而止，万不可为追求视网膜平复造成医源性视网膜裂孔。如最终不得已眼内硅油填充而结束手术，于儿童患者无异于重新打开潘多拉之魔盒，最终结局可能为增殖性玻璃体视网膜病变反反复复，以至硅油依赖眼形成。

（2）PHPV 患者玻璃体纤维条索病变程度亦因人而异

手术前宜行眼部彩色多普勒超声检查观察条索内血流情况，即使超声未检测到条索内血流，亦应在手术中对纤维条索进行预防性电凝止血，以防止术中和术后再出血的发生。

（3）人工晶状体植入时机和植入方式一直是争论的焦点

儿童白内障患者，尤其是单眼患者，白内障摘除后人工晶状体植入的时机一直是争论焦点。有学者建议早期植入人工晶状体避免术后高度屈光参差，利于术后弱视训练，但是儿童患者的眼球正处于生长发育期，屈光状态和眼轴不断变化，尤其是 2 岁以内变化更快，很难选择合适度数的人工晶状体适应发育状态中的眼球，同时受儿童眼球局部解剖结构的影响，早期植入人工晶状体可能会发生难以避免的并发症，如继发性青光眼等。故有学者认为，不建议 2 岁以内的白内障患儿一期植入人工晶状体，2 岁以上患者如果眼部条件允许，可考虑植入人工晶状体。PHPV 患者多为单眼患病，且多合并眼部尤其是眼前节发育异常，人工晶状体一期植入的适应证应严格掌握，一般多控制在 2 岁半左右。具体为 2 岁半以内的患者建议一期先行经睫状体平坦部的微创玻璃体切除联合晶状体切除术，术中保留周边晶状体前囊膜，术后通过配戴框架眼镜或角膜接触镜矫正无晶状体眼状态联合弱视训练；2 岁半以后视情况给予二期植入人工晶状体固定于眼内睫状沟，以周边晶状体前囊膜为支撑支架。

67. 重视永存原始玻璃体增生症术后弱视治疗的依从性

随着手术技术和手术设备的进步，多数患者可达到手术的预期目的，即视轴区屈光间质清晰和（或）玻璃体牵拉因素的解除，部分患儿黄斑区未受病变累及或病变较轻，通过配戴框架眼镜、角膜接触镜甚至植入人工晶状体，从而获得接近正常的屈光状态。然而，并非所有患儿均能获得良好的远期视功能预后，故在此强调患儿监护人对术后屈光矫正和弱视训练的依从性。

首先，手术医生应该做到术前告知，术后强调，每次随诊复查反复询问并记录屈光矫正和弱视训练的依从性。

手术医生术前应向患者解释病情，同时告知患儿监护人手术的目的并非是术后即刻获得视力的提高，而是通过手术尽量使患儿视轴区恢复清晰和（或）解除限制眼球生长或促使视网膜脱离程度加重的因素，这只是患儿视力恢复万里长征的第一步。如果手术中检查发现患儿有相对正常的黄斑区解剖结构，手术结束后向患者强调术后定期、长期的屈光矫正和弱视训练才是决定患儿远期视功能预后的重要的因素。门诊随诊期间，医生除检查眼部病情变化外，更要询问患儿术后有无定期医学验光，是否定期根据验光结果调整配戴眼镜的屈光度，配戴是否长期坚持，是否遮盖健眼，遮盖方式是配戴在眼镜架上的遮盖布还是贴在眼眶周围的眼贴，遮盖量如何，是否同时配合弱视仪器训练如精细作业，是否同时联合斜视、弱视专业医生共同治疗。

其次，应联合斜弱视专业医生共同指导患儿定期、有效的屈光矫正和弱视训练。

按照弱视定义，只有黄斑解剖结构大致正常的 PHPV 患者才能诊断为弱视。但是，即使黄斑解剖结构正常，由于 PHPV 合并屈光间质混浊程度可有不同，决定了黄斑抑制程度的不同，从而也决定了术后弱视训练的效果。故在本章前述强调术前和术中详细检查和记录晶状体混浊部位、范围和程度，以及与自然瞳孔相对关系等。另外，对于黄斑解剖结构轻度异常如黄斑轻度鼻侧移位的患者，理论上不符合弱视诊断，行屈光和弱视矫正是否有意义，即使经过严格的弱视训练可以提高患者的视力，但是否能最终实现双眼同时视乃至融合仍是待研究的问题。弱视治疗的关键是检查是否还存在黄斑中心注视，对于非黄斑中心注视且又不能通过训练转换的患者，其单眼能恢复的最佳矫正视力，以及恢复双眼视功能的可能性也是待研究的问题。

最后，简单总结门诊诊疗中遇到的具体问题，随诊复查中与患儿监护人的沟通经验，以及如何将弱视训练保质保量落到实处：

患儿眼镜确实配戴，但框架不合适或因儿童鼻梁较低，镜架下滑导致镜片中心不在视轴中心，达不到有效的屈光矫正。矫正方法：配戴带有头部固定带的儿童眼镜。

患儿眼镜确实配戴，但镜片已经布满划痕，或者连续两年未更换眼镜。

患儿眼镜确有配戴，但并未遮盖健眼；或应用安装在眼镜架上的蓝色遮盖布遮盖，患儿经常有偷看情况，同样不能保证遮盖的质量。此种情况下应告知患者采用眼贴，确实有效地遮盖健眼。

过度依赖弱视诊疗仪器，认识不到弱视训练的根本在于精细训练和持之以恒。弱视训练的最初是尽量用红光刺激黄斑，纠正非黄斑中心注视，然后通过不同形式的精细作业增加有效的视觉刺激，促进视力提高。

综上所述，PHPV 患者术后视功能康复是一项系统工程，患儿监护人在该过程中的角色不容忽视。应注重患儿监护人依从性的教育，并监督其依从性的连贯性和质量。

参考文献

1. Cerón O，Lou P L，Kroll AJ，et al.The vitreo-retinal manifestations of persistent hyperplastic priamy vitreous（PHPV）and their management.Int Ophthalmol Clin，2008，48（2）：53-62.

2. Goldberg M F.Persistent fetal vasculature（PFV）：an integrated interpretation of signs and symptoms associated with persistent hyperplastic primary vitreous（PHPV）. LIV Edward Jackson Memorial Lecture.American Journal of Ophthalmology，1997，124（5）：587-626.

3. Morrison D G，Wilson M E，Trivedi R H，et al.Infant Aphakia Treatment Study：effects of persistent fetal vasculature on outcome at 1 year of age. J AAPOS，2011，15（5）：427-431.

4. Walsh M K，Drenser K A，Capone A，et al. Early vitrectomy effective for bilateral combined anterior and posterior persistent fetal vasculature syndrome.Retina，2010，30（4 S）：S2-S8.

5. Sinha R，Bali S J，Kumar C，et al. Results of cataract surgery and plasma ablation posterior capsulotomy in anterior persistent hyperplastic primary vitreous. Middle East Afr J Ophthalmol，2013，20（3）：217-220.

中国医学临床百家

6. Li L, Fan D B, Zhao Y T, et al. Surgical treatment and visual outcomes of cataract with persistent hyperplasia primary vitreous.Int J Ophthalmol, 2017, 10 (3): 391-399.

7. Dass A B, Trese M T.Surgical results of persistent hyperplastic primary vitreous. Ophthalmology, 1999, 106: 280-284.

8. Solebo A L, Russell-Eggitt I, Cumberland P, et al. Congenital cataract associa ted with persistent fetal vasculature: findings from IoLunder 2.Eye, 2016, 30 (9): 1204-1209.

9. Hu A, Pei X, Ding X, et al. Combined persistent fetal vasculature: a classification based on high-resolution B-mode Ultrasound and color Doppler imaging . Opthalmology, 2016, 123 (1): 19-25.

10. Shaikh S, Trese M T.Lens-sparing vitrectomy in predominantly posterior persistent fetal vasculature syndrome in eyes with nonaxial lens opacification.Retina, 2003, 23 (3): 330-334.

11. Paysse E A, McCreery K M, Coats D K.Surgical management of the lens and retrolenticular fibrotic membranes associated with persistent fetal vasculature.Journal of Cataract and Refractive Surgery, 2002, 28 (5): 816-820.

12. Pollard Z F.Persistent hyperplastic primary vitreous: diagnosis, treatment and results. Transactions of the American Ophthalmological Society, 1997, 95: 487-549.

13. Soheilian M, Vistamehr S, Rahmani B, et al. Outcomes of surgical (pars plicata and limbal lensectomy, vitrectomy) and non-surgical management of persistent fetal vasculature (PFV): an analysis of 54 eyes. European Journal of

Ophthalmology，2002，12（6）：523-533.

14. Hunt A，Rowe N，Lam A，et al.Outcomes in persistent hyperplastic primary vitreous.The British Journal of Ophthalmology，2005，89（7）：859-863.

15. Alexandrakis G，Scott I U，Flynn H W，et al.Visual acuity outcomes with and without surgery in patients with persistent fetal vasculature.Ophthalmology，2000，107（6）：1068-1072.

16. Vasavada A R，Vasavada S A，Bobrova N，et al.Outcomes of pediatric cataract surgery in anterior persistent fetal vasculature.J Cataract Refract Surg，2012，38（5）：849-857.

17. Kuhli-Hattenbach C，Hofmann C，Wenner Y，et al. Congenital cataract surgery without intraocular lens implantation in persistent fetalvasculature syndrome：long-term clinical and functional results. J Cataract Refract Surg，2016，42（5）：759-767.

18. Bosjolie A，Ferrone P.Visual outcome in early vitrectomy for posterior persistent fetal vasculature associated with traction retinal detachment.Retina，2015，35（3）：570-576.

19. Schulz E，Griffiths B.Long-term visual function and relative amblyopia in posterior persistent hyperplastic primary vitreous（PHPV）.Strabismus，2006，14（2）：121-125.

20. Matsuo T.Intraocular lens implantation in unilateral congenital cataract with minimal levels of persistent fetal vasculature in the first 18 months of life. Springerplus，2014，（3）：361.

21. Liu J H，Lu H，Li S F，et al. Outcomes of small gauge pars plicata vitrectomy for patients with persistent fetal vasculature: a report of 105 cases. Int J Ophthalmol，2017，10(12)：1851-1856.

（刘敬花　整理）

出版者后记
Postscript

　　科学技术文献出版社自 1973 年成立即开始出版医学图书，40 余年来，医学图书的内容和出版形式都发生了很大变化，这些无一不与医学的发展和进步相关。《中国医学临床百家》丛书从 2016 年策划至今，感谢 600 余位权威专家对每本书、每个细节的精雕细琢，现已出版作品近百种。2018 年，丛书全面展开学科总主编制，由各个学科权威专家指导本学科相关出版工作，我们以饱满的热情迎来了《中国医学临床百家》丛书各个分卷的诞生，也期待着《中国医学临床百家》丛书的出版工作更加科学与规范。

　　近几年，中国的临床医学有了很大的发展，在国际医学领域也开始崭露头角。以北京天坛医院牵头的 CHANCE 研究成果改写美国脑血管病二级预防指南为标志，中国一批临床专家的科研成果正在走向世界。但是，这些权威临床专家的科研成果多数首先发表在国外期刊上，之后才在国内期刊、会议中展现。如果出版专著，又为多人合著，专家个人的观点和成果精华被稀释。为改变这种零落的展现方式，作为科技部所属的唯一一家出版机构，我们有责任为中国的临床医生提供一个系统展示临床研究成果的舞台。为此，我们策划出版了这套高端医学专著——《中国医学临床百家》丛书。

"百家"既指临床各学科的权威专家，也取百家争鸣之义。

丛书中每一本书阐述一种疾病的最新研究成果及专家观点，按年度持续出版，强调医学知识的权威性和时效性，以期细致、连续、全面展示我国临床医学的发展历程。与其他医学专著相比，本丛书具有出版周期短、持续性强、主题突出、内容精练、阅读体验佳等特点。在图书出版的同时，同步通过万方数据库等互联网平台进入全国的医院，让各级临床医师和医学科研人员通过数据库检索到专家观点，并能迅速在临床实践中得以应用。

在与作者沟通过程中，他们对丛书出版的高度认可给了我们坚定的信心。北京协和医院邱贵兴院士说"这个项目是出版界的创新……项目持续开展下去，对促进中国临床学科的发展能起到很大作用"。中国人民解放军第二军医大学孙颖浩校长表示"我鼓励我国的泌尿外科医生把自己的创新成果和宝贵的经验传播给国内同行，我期待本丛书的出版"。北京大学第一医院霍勇教授认为"百家丛书很有意义"。我们感谢这么多临床专家积极参与本丛书的写作，他们在深夜里的奋笔，感动着我们，鼓舞着我们，这是对本丛书的巨大支持，也是对我们出版工作的肯定，我们由衷地感谢作者的支持与付出！

在传统媒体与新兴媒体相融合的今天，打造好这套在互联网时代出版与传播的高端医学专著，为临床科研成果的快速转化服务，为中国临床医学的创新及临床医师诊疗水平的提升服务，我们一直在努力！

科学技术文献出版社

2018 年春

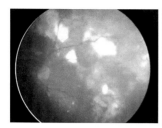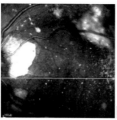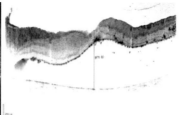

注：可见颞侧周边视网膜异常血管迁曲扩张、视网膜下黄白色渗出、视网膜脱离。

彩插 1　OCT 显示视网膜神经上皮脱离（见正文第 022 页）

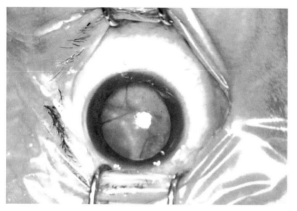

彩插 2　瞳孔区可见渗出性视网膜脱离
位于晶状体后（见正文第 029 页）

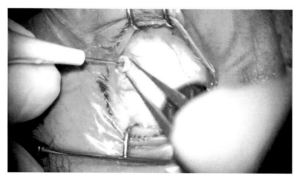

彩插 3　25G 玻璃体穿刺套管刀进行视网膜
下液引流（见正文第 030 页）

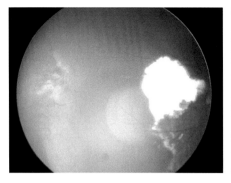
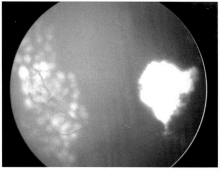

彩插 4　Coats 病患儿，男，5 岁，激光
治疗前眼底彩像（见正文第 065 页）

彩插 5　Coats 病患儿，男，5 岁，激光治
疗后眼底彩像（见正文第 065 页）

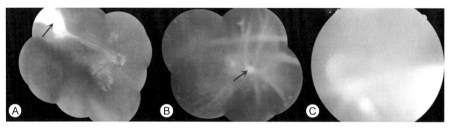

注：A 周边肉芽肿型；B 后极肉芽肿型；C 眼内炎型。

摘自：Liu J，Li S，Deng G，et al. Ultrasound biomicroscopic imaging in paediatric ocular toxocariasis.
Br J Ophthalmol，2017，101(11)：1514-1517.

彩插 6　眼弓蛔虫病的临床类型（见正文第 071 页）

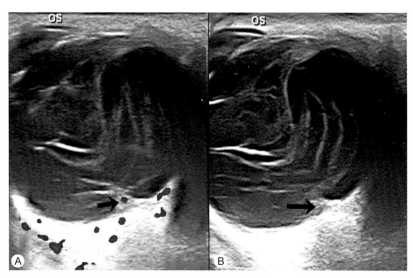

注：A 眼部彩色超声显示眼弓蛔虫病患眼玻璃体混浊呈"圣诞树"样外观，后极肉芽肿附近可见
血流（黑色箭头）；B 眼部黑白超声检查显示同一患者玻璃体混浊形态。

摘自：Liu J，Li S，Deng G，et al. Ultrasound biomicroscopic imaging in paediatric ocular toxocariasis.
Br J Ophthalmol，2017，101（11）：1514-1517.

彩插 7　眼弓蛔虫病患者眼部超声（见正文第 073 页）

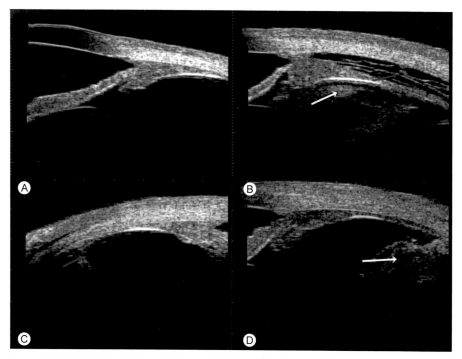

注：A 正常眼前节周边玻璃体未见异常；B 眼弓蛔虫病患眼周边玻璃体混浊（白色箭头），睫状体上腔受牵拉渗漏（红色箭头）；C 眼弓蛔虫病患眼周边纤细玻璃体混浊伴牵拉（红色箭头）；D 眼弓蛔虫病患眼周边玻璃体假囊样改变（白色箭头）。

摘自：Liu J，Li S，Deng G，et al. Ultrasound biomicroscopic imaging in paediatric ocular toxocariasis. Br J Ophthalmol，2017，101（11）：1514-1517.

彩插 8　眼弓蛔虫病患者 UBM 表现（见正文第 074 页）

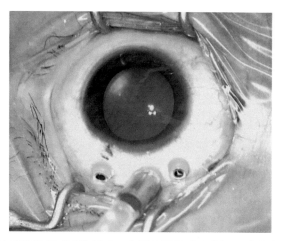

彩插 9　眼弓蛔虫病患眼行玻璃体手术，为避开周边玻璃体视网膜病变区，调整切口的钟点位置（眼内灌注由常规的颞下或鼻下象限改为上方）（见正文第 076 页）

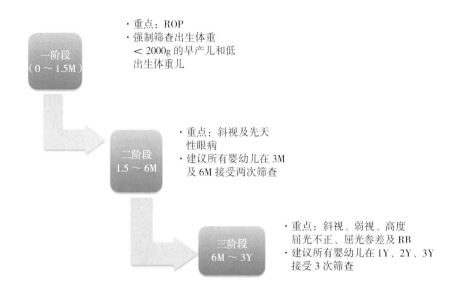

· 重点：ROP
· 强制筛查出生体重
  < 2000g 的早产儿和低
  出生体重儿

一阶段
（0～1.5M）

· 重点：斜视及先天
  性眼病
· 建议所有婴幼儿在 3M
  及 6M 接受两次筛查

二阶段
1.5～6M

· 重点：斜视、弱视、高度
  屈光不正、屈光参差及 RB
· 建议所有婴幼儿在 1Y、2Y、3Y
  接受 3 次筛查

三阶段
6M～3Y

彩图 10　0～3 岁筛查目标和筛查时间（见正文第 082 页）

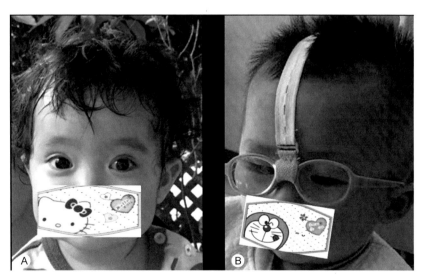

注：A 患儿，女，左眼为无晶状体眼。3 月龄配戴 RGPCL，Teller 视敏度卡测试右眼：6 月龄，1.6cy/cm；12 月龄，3.2cy/cm。B 患儿，男，右眼为无晶状体眼。4 月龄配戴 +22.50D 框架眼镜，Teller 视敏度卡测试右眼：5 月龄，0.43cy/cm；12 月龄，0.86cy/cm。右眼内斜视 +10°～15°，右眼固视困难。

彩插 11　儿童矫正视力（见正文第 084 页）

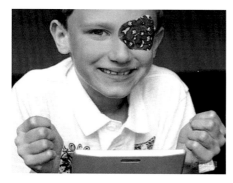

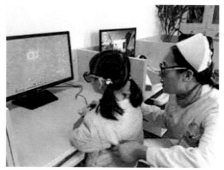

彩插 12　遮盖疗法（见正文第 085 页）　　彩插 13　正位视训练（见正文第 085 页）

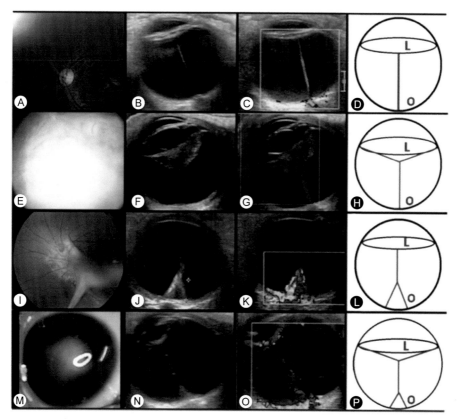

摘自：Hu A, Pei X, Ding X, et al. Combined persistent fetal vasculature : aclassification based on high-resolution B-mode Ultrasound and color Doppler imaging .Opthalmology，2016，123（1）：19–25.

彩插 14　混合型 PHPVRetcam 眼底彩相（A、E、I、M），超声（B、F、J、N），
彩色多普勒超声（C、G、K、O）表现，以及玻璃体纤维条索模式（D、H、L、P）
（见正文第 118 页）

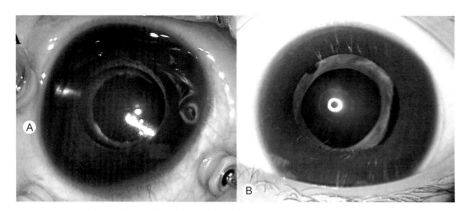

注：A：保留周边前囊膜；B：半年后囊膜瞳孔区清亮。

摘自：Liu J H，Lu H，Li SF，et al. Outcomes of small gauge pars plicata vitrectomy for patients with persistent fetal vasculature: a report of 105 cases. Int J Ophthalmol，2017，10（12）：1851–1856.

彩插 15　前节型 PHPV 患者手术（见正文第 122 页）